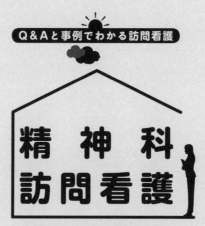

Q&Aと事例でわかる訪問看護

精神科訪問看護

公益財団法人日本訪問看護財団=監修
萱間真美・寺田悦子=編著

中央法規

## 発刊に寄せて

　これからの地域では、認知症高齢者や医療ニーズのある中重度要介護者に限らず、重症心身障害児者など、医療も介護も必要な方、つまり、看護の必要な方がますます増えていきます。

　訪問看護師は、地域において、あらゆる年齢層の人々に対して、疾病や障害を問わず、療養生活の支援、急変時対応、さらに本人が希望すれば看取りも行います。また、重要なことですが、本人・家族の日常生活や生活環境のなかから健康を阻害する要因を見出し、健康の維持・回復を図るなど予防的なかかわりも行います。このような予防と医療と介護を一体化して提供できる看護が、地域でますます必要とされています。

　我が国では2025（平成37）年以降の問題を穏やかにクリアするために、「地域包括ケアシステム」の構築が各自治体で始まっています。"訪問看護がその要"とまでいわれるようになってきましたが、期待に応えるためには、訪問看護師を増やし質の向上を図ることが喫緊の課題です。

　実際、訪問看護ステーションの数は2010（平成22）年以降、右肩上がりで増えている状況にあります。在宅医療に対するニーズの高まりから、訪問看護ステーションの開設が急激に進んでいます。また、訪問看護ステーションだけでなく、病院・診療所の訪問看護部門も訪問看護を提供しています。近年、病院・診療所の訪問看護は漸減傾向にありますが、介護報酬の誘導による経営上のメリットや在宅復帰率を強化する目的などから、今後増えていくことが考えられます。しかし現在、訪問看護ステーション数も訪問看護師数もまだまだ不足している状況にあり、訪問看護を担う人材の確保と育成が急務となっています。訪問看護ステーション等で、生き生きと専門性を発揮して地域で活躍できる訪問看護師が地域包括ケアの整備には欠かせません。一人でも多くの方に、訪問看護に従事していただきたいと願っています。

そこで今般、訪問看護の現場で非常にニーズの高いテーマである「小児・重症児者の訪問看護」「精神科訪問看護」「訪問看護のフィジカルアセスメントと急変対応」「緩和ケアと看取りの訪問看護」「認知症訪問看護」をトピックスとして取り上げ、シリーズとして順次発刊していくこととしました。

　本シリーズでは、訪問看護の実践にあたって欠かせない知識と技術をまとめています。これから訪問看護を始めるという方も困ることがないよう、わかりやすい解説を心がけ、写真やイラストも多く使って、イメージ化しやすいように工夫しました。

　また、各巻とも基本的に、「基礎知識」「Q&A」「実践事例」の3部構成とし、関連資料もそろえていますので、現場での困り事を解決する際に、参考にしていただけると思います。

　特に、「実践事例」では、現場でよく出会う事例を紹介していますので、新人からベテランまで、すぐに看護に役立てられることでしょう。

　本シリーズでは、現場の実践者や学識経験者など、テーマごとに第一線の先生方にご執筆いただいております。ご多用のなか、ご協力賜りました諸先生方に深謝申し上げます。そして、本書が訪問看護の現場でご活躍されている皆様方の実践の一助となれば幸いです。

　2015年4月吉日

　　　　　　　　　　　　　　　　公益財団法人 日本訪問看護財団

# はじめに

　本書の特長は、実践編と理論編のバランスのよさです。そして、漫画だけを拾い読みしていただいても、精神科訪問看護を知り、好きになっていただけると思います。

　精神科訪問看護が、診療報酬制度の対象となってから約30年がたちます。初めは、実践している人も少なく、研究や教育にかかわっている人もほとんどいませんでした。しかし、精神疾患が医療法に定める「5疾病」とされ、地域生活の支援に政策の重点がおかれるようになり、たくさんの専門家がこの領域に携わるようになりました。制度をよくしていくためには、実践家と研究・教育者、そして関連団体ががっちりとタッグを組む必要があります。本書の執筆者たちは、ともに制度をよくすることをめざして、一緒に活動してきた実践家と研究・教育者たちです。記録用紙を考えたり、事例検討会で事例に取り組んだり、DVD教材を企画したり、看護学生や大学院生の訓練をしたり。本書のバランスのよさは、活動の積み重ねの厚さによると自負しています。

　そのなかでいつも変わらなかったのは、「精神科訪問看護っていいよね」という明るい気持ちでした。訪問した家の人たちの表情が明るくなること、訪問看護師の表情は疲れていても生き生きしていること、そして訪問看護の話をしていると、私たち自身の気持ちも晴れてくることを感じます。本書を手に取ってくださった皆さんにも、きっとこの明るさが伝わると思います。

　地域には、いろいろな名所があります。筆者は世界遺産である「富士山」の大ファンです。出張に行くときに富士山の写真を新幹線の中から撮るのですが、初めは東海道新幹線の富士宮駅周辺だけを狙っていました。最近、冬の澄んだ空気のときには、品川駅のあたりからずっと富士

山は見えていることに気がつきました。中央本線の特急あずさからも富士山は見えますし、東北新幹線の宇都宮駅の前後でもくっきりと見えます。四国からの飛行機で、真上から写真を撮ったこともあります。近くから見るだけが富士山ではないのでした。それぞれに表情があり、とてもきれいです。

　精神科訪問看護は、対象者や街の新しい顔を見つけ出していく活動です。そしてまた、訪問看護の対象者が、ある風景が見たいと言ったとき、その街の、その風景が見えるベストポイントから一緒に並んで景色を見られたら、普段は言えないことや、語れなかったことが話せるかもしれません。訪問看護師は、その地域で活動し、街を知り、生活を愛する人でありたいと願います。同じ街で、訪問看護が終わってほっとしたときに見えた、美しい夕焼けの見える場所を知っている、それを対象者に伝えられる存在だと思うのです。

　精神科訪問看護の対象者は、さまざまな喪失を重ねてきた人たちです。でも、街に帰ってくることができた人たちでもあります。精神科訪問看護は、対象者の回復（リカバリー）を信じ、ともに喜び、そのなかで看護師自身も回復（リカバリー）を体験できる稀有な仕事だと思います。その実践に本書はいざない、そして支えます。ご一緒しましょう。

　2015年4月

編者一同

目次 CONTENTS

発刊に寄せて
はじめに

# 第1章 基礎知識

1 **在宅における精神科訪問看護**……002
   1 ■ 精神科医療の歴史と精神科訪問看護……002
   2 ■ 精神科訪問看護に関連する法・制度と多職種協働……007
2 **精神科患者の理解**……011
   1 ■ 統合失調症……011
   2 ■ 気分障害……014
   3 ■ 不安障害……017
   4 ■ 境界性パーソナリティ障害……020
   5 ■ アルコール使用障害……023
   6 ■ 摂食障害……026
   7 ■ 発達障害……029
   8 ■ てんかん……032
   9 ■ 高次脳機能障害……035
3 **精神科薬物療法と看護**……038
   1 ■ 精神科における薬物療法の概要……038
   2 ■ 精神科で使われている薬と作用・副作用……040
   3 ■ 薬物の有害作用と看護……052
4 **精神科訪問看護の実際**……058
   1 ■ 幻覚や妄想がある人の看護、陰性症状がある人の看護……058
   2 ■ うつ状態の人の看護、躁状態の人の看護……063
   3 ■ 不安が強い人の看護、パニック発作がある人の看護……070

- 4 ■ 操作性がある人の看護、衝動性が高い人の看護……075
- 5 ■ 依存傾向がある人の看護、物質依存の人の看護、水中毒の人の看護……080
- 6 ■ 拒食傾向がある人の看護、過食傾向がある人の看護……087
- 7 ■ 身体合併症がある人の看護……092

5 家族支援……109
- 1 ■ システムとしての家族……109
- 2 ■ 感情表出（EE）と家族のコミュニケーション……114
- 3 ■ 家族ケアの実際……120

6 退院支援と訪問看護……127
- 1 ■ 退院前訪問看護……127
- 2 ■ 退院支援と訪問看護……131
- 3 ■ 精神科における契約面接の実際……135

7 地域と行政との連携……138

8 多職種によるアウトリーチサービスと看護……142

# 第2章 Q&A

1 家族……148
2 電話での頻回な確認……150
3 電話で「死にたい」という訴え……152
4 家族からの電話による問合せ……154
5 病状悪化……156
6 陽性症状……158
7 陰性症状によるひきこもり……160
8 過鎮静……162
9 薬物療法の副作用……164
10 拒薬・怠薬……166
11 薬が合っていない……168
12 診断の違和感……170

13 不在……172
14 入院の見極め……174
15 病気の理解……176
16 拒否……178
17 精神科主治医との連携……180
18 身体科主治医との連携……182
19 行政（障害福祉課、生活福祉課、保健所）との連携……184
20 病院ワーカーとの連携……186
21 コミュニケーション……188
22 不定愁訴……190
23 他者を受け入れられない……192
24 家族関係の調整……194
25 訪問してもよくならない……196
26 訪問看護からの卒業……198
27 合併症──糖尿病……200
28 がん緩和ケア……202

# 第3章 実践事例

1 統合失調症のケース……206
2 地域生活の定着が困難な依存症のケース……213
3 虐待を主とした多問題家族のケース……222
4 糖尿病で服薬・インスリン管理が難しいケース……229
5 連携で成功したケース……235

# 第4章 資料

1 **精神科訪問看護指示書**……244
2 **精神障害者保健福祉手帳**……246
3 **自立支援医療（精神通院医療）**……249
4 **障害支援区分**……253
5 **機能の全体的評定尺度（GAF）**……256

索引／監修・編集・執筆者一覧

第 1 章

# 基礎知識

1. 在宅における精神科訪問看護
2. 精神科患者の理解
3. 精神科薬物療法と看護
4. 精神科訪問看護の実際
5. 家族支援
6. 退院支援と訪問看護
7. 地域と行政との連携
8. 多職種によるアウトリーチサービスと看護

# 1 在宅における精神科訪問看護

## 1 精神科医療の歴史と精神科訪問看護

### 1 「在宅」へ向かう医療制度と精神科医療

　日本の人口の急激な少子高齢化により、社会保障と税の一体改革の議論が進められています。高齢者の増加に伴って慢性疾患や障害のある人の割合が増加し、従来の入院治療を中心とした医療では医療保険の制度が崩壊の危機に瀕する可能性があります。

　精神疾患は、都道府県が地域医療計画を立てて取り組む必要があると医療法に規定されている5疾病の一つです（他の4疾病とは、がん、糖尿病、脳卒中、急性心筋梗塞）。精神疾患もまた、入院医療中心から地域医療を中心としたシステムに再編する必要性が生じています。

　精神障がい者を地域ケアで支えるうえでは、他の慢性疾患と大きく異なる点があります。それは、精神科医療の歴史です。他の疾患は、取り組みの当初からあくまでも病気として、その予防や早期発見、医療が考えられてきましたが、精神障がい者は、第二次世界大戦前までは治療の対象ではなく治安の対象とされていました。家族には重い監視の責任が課せられ、座敷牢に閉じ込められていた人たちがいました。

　欧米で薬物療法が開発され、精神障がい者が隔離の対象から治療の対象となり、疾病自体についての研究も進むようになると、精神障がい者

は社会から隔離される対象ではなく、他のさまざまな疾患と同様に医療の対象として認識されるようになりました。日本では、「私宅監置」と呼ばれる、家族による保安の実態が調査によって明らかになり、その人たちの人権を守り、治療が届けられるための取り組みが進みました。

しかし、認知機能が疾患によって変化し、聴覚や視覚の異常が起こることがある精神障がい者は、強いストレスがかかる環境におかれたときに、他者に敵対してしまうことがあります。そのため、一旦精神障がい者がかかわる不幸な事故や事件が起こると、そうした事故や事件はセンセーショナルに扱われ、精神障がい者への偏見や恐怖を助長するような結果になったのです。

精神科医療には、常にこうした社会の反応に対する対応や責任を求められてきました。地域精神保健の第一線機関として位置づけられた保健所、のちに市町村が、住民からの通報や苦情などによって、地域で未治療の精神障がい者の存在を知り、必要な対応をするようになりました。しかし、怖いから、心配だから、地域から遠ざけて病院に入れておいてほしいという要求を強くもつ地域住民もいました。そのために、地域の中心部から離れた場所に多くの病床をもつ精神科病院が設置され、従来家族が担っていた監置を、病院が医療という名のもとに代理で行うような構造がつくられました。少しでも奇異な行動をとっている人がいると通報され、困惑し恐怖に駆られた精神障がい者が興奮し、対処不能として精神科病院の医師や看護師が駆けつけて入院させるということがあったのです。

精神障がい者の人権を擁護する観点から、このような精神科医療への批判が噴出し、国際的に日本は精神障がい者の人権が守られていないという勧告がなされました。この時期には、こうした動きを受けて精神障がい者への往診や訪問、今でいうアウトリーチケアを自粛すべきだとする風潮が高まりました。さらに、精神科病床は「精神科特例」という、患者数に対する医師や看護師の配置の割合が低い特別な基準によって運

営されていることから、地域ケアを行う余力がない状態と、地域ケアが精神障がい者の保安処分につながる恐れがあるというマイナスイメージが、精神科医療におけるアウトリーチ活動の沈滞期の形成に影響したといえるでしょう[1]。

## 2 歴史を知りつつ、変わっていく

　私たちは、精神看護学の授業をこのような歴史の話から始めることにしています。看護学生のなかには、看護の授業なのに、どうして歴史から始めなくてはならないのかという苛立ちを感じる人もいるようです。しかし、これまでのさまざまないきさつを知ったうえで、精神科医療は、もう一度意識を新たに地域に踏み出すことが求められているのです。その際、これまで述べたような歴史が大きく影響していることを知る必要があります。わけのわからない恐怖や、意味のわからない敵意があったとき、どうすれば前に進めるかをともに考えるためには歴史を知らなくてはなりません。精神科医療は、かつての経験を踏まえながら、必要なケアを、必要とされる場所や場面に届けるための、新しいアウトリーチケアに踏み出すことが求められているからです。

## 3 ストレングスモデルとリカバリー（回復）

　精神科訪問看護が変わっていく方向性を示す二つの考え方が、ストレングスモデルとリカバリー（回復）です。
　対象者をアセスメントするときの視点がストレングスモデルです。このモデルは、福祉の領域で医療が用いる問題解決モデルに対峙して開発されました[2]。医療の問題解決モデルは、外傷や感染症など、急性で治癒が可能な疾病には力を発揮します。その一方で、慢性疾患のように、長期にわたって疾病と共存し、生活を組み立てていく性質の疾病では、

問題の完全な解決をみることができないため、支援を行う側が結果が出ないことに絶望し、取り組みの意欲をなくすことが起こりやすいのです。退院したら、訪問などで医療者がかかわる機会があったとしても、長い長い生活の時間からみれば一瞬にすぎません。対象者自身がもつ力や、これまでの実績に目を向け、強化して自己管理することが不可欠です。

　できないことを数えても、生活することへの自信をもってもらうことにはつながりません。できること、やってきたことを思い出して、これからの生活に自信をもってもらうために用いるのが、ストレングスモデルです。まず、対象者の夢を、その人の言葉で目標にすることから始まります。

　リカバリー（回復）は、ケアの対象となる人が主観的に感じる感覚です[3]。慢性疾患である精神障害では、急性期の自分の安全が脅かされる強い恐怖や、基本的ニーズを認知し満たすための行動ができなくなる時期が過ぎて安定した状態になっても、再燃のリスクを抱えている場合が多いのです。そうしたなかでのリカバリー（回復）の感覚は、「自分を取り戻した、強い自分が戻ってきた」と表現する人もいれば、「よかったなと思う小さなことがあった」と語る人もいます。リカバリー（回復）の感覚はその強弱や大小が重要なのではなく、よくなった、すっきりした、何かやってみたくなった、という感覚を対象者自身がもてることが重要です。精神科訪問看護の目標は、対象者がこのリカバリー（回復）の感覚をもてるようになることに設定します。目標の設定も、対象者とともに行うことを原則とします。

　このように、精神科医療と精神科訪問看護は、かつてのような対象者の行動を監督し、管理するという方向性から大きくその舵を切り、対象者本人の回復の感覚を重視し、対象者自身の言葉で表現された夢に向かって、その人が活用できる経験や能力に注目し、それを強める方向性へと転換しています。このテキストでは、この新しい方向性に向けて具

体的にどのようにアセスメントと介入を行えばよいかを解説していきたいと思います。

**引用文献**
1) 萱間真美・野田文隆編著：精神看護学—こころ・からだ・かかわりのプラクティス，南江堂，2010．
2) C.A. ラップ・R.J. ゴスチャ，田中英樹監訳：ストレングスモデル—精神障害者のためのケースマネジメント，第2版，金剛出版，2008．
3) マーク・レイガン，前田ケイ監訳：ビレッジから学ぶリカバリーへの道，p3，金剛出版，2005．

# 2 精神科訪問看護に関連する法・制度と多職種協働

## 1 精神科訪問看護の基盤となる医療保険制度

　訪問看護には、介護保険によるものと医療保険によるものがあります。2014（平成26）年から、精神科訪問看護指示書で実施する訪問看護は、65歳以上の高齢者でも、必要な医療の一環として医療保険の訪問看護が可能となりました（平成26年厚生労働省告示第113号）。このことの意義は、特に慢性疾患で長期間のかかわりを要する精神科訪問看護では大きく、今後、精神科訪問看護を実施する訪問看護ステーションは増えることが予測されます。

　精神科訪問看護は、医療保険の診療報酬制度によって活動の報酬が規定されています。医療保険の精神科訪問看護を算定できる事業者には、保険医療機関と訪問看護ステーションの2種類があります。保険医療機関からの精神科訪問看護は、精神科専門療法として位置づけられています。訪問看護ステーションからの精神科訪問看護は、平成24年度の診療報酬改定で、指定訪問看護から独立して「精神科訪問看護」が新設されました。このとき、保険医療機関からの精神科訪問看護と仕様が統一され、以下に述べる二つの点で活動を広げたのです。一つは、訪問看護の対象を「通院による療養が困難な者」から、「精神疾患を有する入院中以外の患者又はその家族等」に変えたことです。通院ができても、生活リズムや対人関係、服薬や就労などに援助を要する精神障がい者は多くいます。治療や療養がうまくいっていたとしても、それが家族や本人の大きな努力や無理の上に成り立っている場合、家の外から心配してくれる専門家が訪問することで緊張や負担が軽くなることもあります。その

ような通院できる人の生活への目配りが精神科訪問看護の対象と明記されました。もう一つは、精神保健福祉士および看護補助者と看護職との同行訪問も加算されました。これまでも複数名訪問の加算はありましたが、暴力等のおそれがある場合に限られ、訪問対象者への配慮から自己負担のときの加算額の説明がしにくいといわれてきました。今後は暴力等がなくても、地域生活継続のために必要なら同行訪問が保険診療で加算されます。

　精神科訪問看護算定の前に、事業者は登録を行う必要があります。精神科訪問看護を行うスタッフは精神科看護の経験（病棟勤務か地域での精神科訪問看護）または指定された研修を受けたことを証する書類を添えて、地方厚生局に届け出ます。指定された研修とは、平成26年度の診療報酬改定で厚生労働省から指定された研修です。

## 2 自立支援医療としての訪問看護

　精神疾患では、統合失調症をはじめ発病年齢が低い疾患があり、障がい者が経済的に自立する以前に長期間にわたる入院医療を受ける場合も少なくありません。このため、生活の自立は地域生活を送るための課題であり、生活保護や障害年金を得て生活を送る対象者も多いのです。よって、生活保護と障害年金については、その制度を知り、行政の担当者とはともにケアにあたるチームとして連携することが必要です。精神科訪問看護の対象者では、金銭管理を苦手とする人もおり、生活保護費の活用をめぐって相談や調整を要することも少なくありません。社会福祉協議会では、こうした金銭管理を支援する制度をもっているところもあるため、行政の担当者や社会福祉協議会との協働が必要となる場合もあります。

　精神科訪問看護を受けるためには、自立支援医療や社会保険の利用者では自己負担分が発生します。この自己負担分は、各自治体で補てん制度があり、最終的な負担割合は異なる場合がありますが、自立支援医療

制度を活用して自己負担の割合を軽減することができます。

　訪問看護の対象者が自立支援医療の算定を受けるためには、訪問看護ステーションの場合、事業者が自治体に届出と登録をする必要があります。精神障がい者の自立を支援するという制度の目的から、多くの事業者に活用してほしいと思います。自立支援医療を担当する行政の窓口は、事業所などの登録にあたるとともに、自立支援医療の利用者も年に一度再認定のための手続きをしています。そのため、窓口では地域の精神障がい者を把握し、提供されているサービスの内容や、場合によっては困難さも知っていることがあるのです。

　かつて、精神障がい者へのケアをともに行う地域の担当者は地区担当保健師や精神担当の保健師が多かったのですが、現在では自立支援医療担当の保健師と連携することも増えています。精神科訪問看護を行う事業者は、行政の担当者と連携する機会も多くなります。保健師や精神保健福祉士などの専門職が担当している場合もあるので、普段から連携がスムーズになるように関係性を構築しておくとよいでしょう。

## 3　多職種との協働

　精神障がい者の地域での生活を支えるためには、さまざまな角度からのアセスメントを行うことが必要となります。かかわる場面によって対象者の別の強み（ストレングス）や回復の様子（リカバリー）に関する情報を得られることも多くあります。対象者をよりよく理解し、必要な社会資源をタイミングよく提供するためにも、精神障がい者がかかわるさまざまな場と職種と協働することが必要です。

　前項で説明した社会資源を活用するためには、精神障がい者は相談支援事業者によるサービス等利用計画を作成することとなっています。相談支援事業者が立てる計画は、福祉サービスに関する部分ですが、対象者にとって必要な支援の全体像を把握し、役割分担をしていくうえで、

今後、相談支援事業者とも連携を図っていく必要があります。訪問看護師は、熱意をもって対象者のケアにあたる人が多いのですが、その熱意が看護師だけで対象者の情報やケアのすべてを抱え込むという形になってしまうと、対象者の利益にはなりません。ホームヘルプサービス、移動支援、就労支援、地域活動支援センター、グループホームなどで対象者の異なる面を見ている支援者同士が、情報をもち寄って統合することで、地域での長い療養生活をともに支えることができます。

対象者に変化があったときに情報をどのように共有するか、だれが中心となって役割分担していくかなど、障がい者にかかわる人がチームとして機能していけるように考えていく必要があるのです。

現在では、多くの訪問看護ステーションで精神疾患が主傷病の対象者への訪問看護が行われています。私たちが調査を始めた平成18年度には35.3％だった実施率は年を追うごとに増加し、平成23年度の調査では59％に達しました。今後はますます高齢者を中心に精神科訪問看護の利用者が増加することが予測されます。

精神科領域では、治療法や制度が大きく変化しており、訪問看護ステーションのスタッフが最新の知識を得ることは欠かせないと思います。薬物療法を受けている対象者では、代謝系や心血管系に副作用がみられることも少なくありません。生活習慣病の予防という視点から、看護師が精神障がい者の健康のためにできることが多くあります。そのために、身体症状の変化にもきめ細かな観察や介入が求められており、身体も心もみることができる訪問看護師の機能に期待がよせられています。専門職として、常に自分の知識や技術をみがき、看護師の独自性を発揮していくことが求められます。

#### 参考文献
○ 厚生労働省：「医療保険と介護保険の給付調整に関する留意事項及び医療保険と介護保険の相互に関連する事項等について」の一部改正について（平成26年保医発0328第1号）

# 2 精神科患者の理解

## 1 統合失調症

### 1 統合失調症の概要

　統合失調症は、厚生労働省の2011（平成23）年の患者調査によると17万人以上の人が入院し、6万人以上の人が外来に通院しているといわれています。近年の精神科医療制度改革の基本的な方策である「入院医療中心から地域生活中心へ」という流れによって、地域で暮らす統合失調症の人の数が増えています。

#### 1 ■ 疫学

　我が国の統合失調症の有病率は0.7～1.0％で、10代半ばから30代半ばまでの思春期から青年期にかけて発病のリスクが高いといわれています。病因は、いまだに不明の部分も多いのが現状です。遺伝的要因や、ドーパミンが過剰に存在するドーパミン仮説などの生物学的側面、家族を含めた対人関係や仕事上のストレスなどの社会的側面、そしてストレス対処能力や性格傾向などの心理学的側面など、さまざまな側面から原因が考えられています。

#### 2 ■ 病気の過程と予後

　典型的な発病の過程では、まず漠然とした不安や緊張を感じる前駆期

の後、明確な精神症状が強く表れる急性期に至ります。この時、あるはずのない幻覚・妄想が対象者を支配するために混乱に陥り、医療的な介入を必要とします。治療の結果、回復に向かっても初期は身体的にも精神的にも疲労感が残り、休息を必要とします。徐々に以前の活動性や社会機能なども戻ってきますが、現実感も出てきたことによって自殺のリスクが高まる時期でもあります。慢性期に移行すると、断片的に妄想や幻聴などの症状が残存し、意欲が低下するような社会機能の低下がもたらされる状態となります。特に、若年で発症した人、再発を繰り返した人、未治療の期間が長かった人などが慢性期に多く、逆に、発症年齢が遅い人、再発回数の少ない人、急性の発症だった人は比較的予後がよいといわれています。

## 3 ■ 症状

　統合失調症では、主に知覚、思考、感情、意欲・行動、自我などの精神機能に障害が表れます。

　知覚障害では、「『死ね』と言われる」といった幻聴や、幻臭などが特徴的です。「心臓を握られている」というような体感幻覚もあります。思考障害では、思考のまとまりがなくなり無関係な話題が会話のなかに入るような連合弛緩、「尾行されている」などの妄想が表れます。感情の障害では、物事に無関心となり情緒的な感情を感じにくくなる感情鈍麻の状態や、「大好きなのに大嫌い」というような、ある対象に対して相反する感情を同時に抱く両価性をもったりします。意欲・行動の障害では、自発性の低下が認められたり、常同的な行為が繰り返されたりします。自我障害では、自己と他者との境が曖昧となり、漠然とした恐ろしさを感じます。自分の考えが抜き取られるように感じる思考奪取や、自分が操られているように感じる作為体験などがあります。

　このような症状は、病気の過程によって表出されるものは異なります。急性期によくみられる幻覚、妄想など本来あるはずのないものが表

れるものを陽性症状といい、慢性期によくみられる感情鈍麻、平板化、意欲・自発性の低下など、あるべきものがないような症状を陰性症状ととらえたりもします。どの症状をとっても、日常生活や対人関係など、社会機能全般に影響をもたらすのが特徴です。

## 2 治療

主に行われる治療は、薬物療法と社会心理的療法です。薬物療法では抗精神病薬が用いられます。内服薬のほか、1度の注射で数週間〜1か月効果が持続する持効性抗精神病薬も用いられています。社会心理的療法では、精神療法のほか、対人関係能力や社会機能に働きかける生活技能訓練、対人関係能力や活動性、創造性に働きかける作業療法などの精神科リハビリテーションが主になります。これらは退院後もデイケアや就労支援の場で提供されます。そのほか、希死念慮が強く、自殺の危険が切迫している患者や薬物療法を行えない患者に対して、電気痙攣療法を行うこともあります。

**まとめ** 統合失調症は、表れる症状や経過は人によって異なります。再発する可能性もあり、寛解まで20年以上かかる場合もあります。疾患そのものや、疾患による日常生活への影響と折り合いをつけながら、長く付き合うことが求められます。

**参考文献**
○ 加藤進昌・神庭重信・笠井清登編：TEXT精神医学，第4版，南山堂，2012．

# 2 気分障害

気分とは、「精神生活の全般の基調としてある期間持続する感情状態」[1]です。状況に応じて気分が高まったり、落ち込んだりするのは、誰にでも起こりうることですが、気分障害は、大きな気分の変化が持続的に起こり、コントロールすることがこと困難で生活の支障をきたす場合をいいます。病的な気分変化には、うつ状態や躁状態などがあります。

## 1 うつ状態と躁状態

うつ状態とは、気分が落ち込み、関心を向け何かに取り組もうとする

**表1-1　うつ状態と躁状態の症状**[2]

| うつ状態 | 躁状態 |
| --- | --- |
| ・ほとんど一日中憂うつで、沈んだ気持ちになる（抑うつ気分）<br>・ほとんどのことに興味を失い、普段なら楽しくやれていたことも楽しめなくなる<br>・食欲が低下（または増加）したり、体重が減少（または増加）する<br>・寝つきが悪い、夜中に目が覚める、朝早く目が覚めるなどの不眠が起こるか、あるいは眠りすぎてしまうなど、睡眠の問題が起こる<br>・話し方や動作が鈍くなるか、あるいはいらいらして落ち着きがなくなる<br>・疲れやすいと感じ、気力が低下する<br>・「自分には価値がない」と感じ、自分のことを責めてしまう<br>・何かに集中したり、決断を下すことが難しい<br>・「この世から消えてしまいたい」「死にたい」などと考える | ・気分がよすぎたり、ハイになったり、興奮したり、調子が上がりすぎたり、時には怒りっぽく不機嫌になったりして、他人から普段のあなたとは違うと思われてしまう<br>・自分が偉くなったように感じる<br>・いつもよりおしゃべりになる<br>・いろいろな考えが次々と頭に浮かぶ<br>・注意がそれやすい<br>・活動性が高まり、ひどくなると全くじっとしていられなくなる<br>・後で困ったことになるのが明らかなのに、つい自分が楽しいことに熱中してしまう（例えば、買い物への浪費、性的無分別、ばかげた商売への投資など） |

日本うつ病学会双極性障害委員会：双極性障害（躁うつ病）とつきあうために，2013．より引用作表

意欲が低下している状態です。躁状態は、気分が非常に高揚し意欲が高まっている状態です。躁状態と同じような状態が4日以上続き、他の人からみても明らかに行き過ぎているが、仕事や家庭の人間関係に支障をきたすほどではない状態[2]は、軽躁状態といいます。

# 2 気分障害の種類

　気分障害には、うつ状態を主症状とした抑うつ障害群と躁状態とうつ状態の両方を伴う双極性障害および関連障害群があります[3) 4)]。

## 1 ■ 抑うつ障害群

　抑うつ障害群には、以下のものがあげられます。
① 重篤気分調節症：繰り返し激しいかんしゃくや不機嫌を示す
② 大うつ病性障害：うつ状態の症状のうち五つ以上示し（うち抑うつ気分または興味または喜びの喪失を含む）、2週間程度続いているもの
③ 持続性抑うつ障害（気分変調症）：軽いうつ状態が2年以上続く
④ 月経前不快気分障害：気分変動やいらつき、抑うつなどが、月経開始の前の1週間に必ず存在し、月経開始後の2～3日のうちに改善し始め、月経が終わったのちの1週間に減少または消失する
⑤ 物質・医薬品誘発性抑うつ障害：ステロイド、イブプロフェン、経口避妊薬などの薬剤等によって生じる抑うつ
⑥ 他の医学的疾患による抑うつ障害：脳血管疾患、がん、感染症など身体疾患によって生じるうつ状態
⑦ 他の特定される抑うつ障害
⑧ 特定不能の抑うつ障害

　うつ状態は自殺のリスクが高く、精神疾患が原因で自殺した人のうち約30％がうつ病であったとされています。

## 2 ■ 双極性障害および関連障害群

双極性障害および関連障害群は、以下のものがあります。
① 双極Ⅰ型障害：躁状態とうつ状態が交互にある
② 双極Ⅱ型障害：軽躁状態とうつ状態が交互にある
③ 気分循環性障害：2年程度、軽躁状態と軽度の抑うつ状態が続いている
④ 物質・医薬品誘発性双極性障害および関連障害：何らかの物質や薬剤等によって生じる気分の変調
⑤ 他の医学的疾患による双極性障害および関連障害：甲状腺疾患、全身性エリテマトーデスなど、何らかの身体的疾患によって生じる気分の変調
⑥ 他の特定される双極性障害および関連障害
⑦ 特定不能の双極性障害および関連障害

双極性障害のなかでも、躁状態とうつ状態を1年間で年4回以上繰り返す状態をラピッドサイクラーといいます。このような急速交代型は、双極性障害患者の5〜15%といわれています。

**引用文献**
1) 風祭元監，南光進一郎・張賢徳・津川律子・萱間真美編：精神医学・心理学・精神看護学辞典，p77，照林社，2012.
2) 日本うつ病学会双極性障害委員会：躁うつ病（双極性障害）とつきあうために（http://www.secretariat.ne.jp/jsmd/sokyoku/pdf/bd_kaisetsu.pdf）
3) American Psychiatric Association：Diagnostic and Statistical Manual of Mental Disorders, Fifth Edition, American Psychiatric Publishing, 2014.
4) 日本精神神経学会精神科病名検討連絡会：DSM-5 病名・用語翻訳ガイドライン（初版），精神神経学雑誌，第116巻第6号，p429〜457，2014.

# 3 不安障害

　不安とは、「漠然とした何かによって自己存在を脅かされることを予測することで生じる不快な感情」[1]です。正常な不安は、すべての人が体験しますが、病的不安は「些細な原因で起こる強い不安」[1]で、パニック発作のような激烈な症状として表れ、生活や対人関係に支障をきたします。また病的不安は、不安が明確ではなく、他者がみて不安になることが理解しづらく、長期に持続し、不安を一度経験してあの不快な体験がまた起きるのではないかといつも思ってしまうという予期不安をもちます。不安が高いときには、発汗、動悸などさまざまな身体的徴候がみられるのも特徴です。これら病的不安があるものが不安障害です。

## 1 不安障害（症）の種類

　不安障害（症）は、DSM-5[2)3)]において以下のように分類されています。
① 分離不安症：家庭または愛着をもっている人からの分離に対する、発達的に不適切で、過剰な不安
② 選択性緘黙：特定の社会状況では、一貫して話すことができない
③ 限局性恐怖症：はっきりと他から区別ができるある特定の対象や状況に対して持続的に過剰な恐怖心を抱く状態
④ 社交不安症：知らない人たちの前で他人の注視を浴びるかもしれない社会的状況または行為をするという状況の一つまたはそれ以上に対する顕著で持続的な恐怖
⑤ パニック障害：繰り返し起こる予期しないパニック発作。もっと発作が起こるのでは、また発作の結果について心配があり、発作に関連した行動の大きく不適応な変化がある

⑥　広場恐怖症：以下の五つの状況のうち二つ以上に対する強い恐怖や不安
　　1　公共交通機関を使う（例：自動車、バス、電車、船、飛行機）
　　2　広い場所にいる（例：駐車場、市場、橋）
　　3　閉ざされた場所にいる（例：店、劇場、映画館）
　　4　列に並ぶ、または混雑の中にいる
　　5　家の外に１人でいる
⑦　全般性不安障害：多数の出来事または活動についての過剰な不安と心配（予期憂慮）が、少なくとも６か月間、起こる日のほうが起こらない日より多い。その人は、その心配を制御することが難しいと感じている
⑧　物質・医薬品誘発性不安症：強い不安、パニック発作があり、このような状態の証拠として、既往歴、身体診察所見、または臨床検査所見から得られている
⑨　他の医学的疾患による不安症：さまざまな身体疾患により不安症状が引き起こされたもの。例えば、脳血管疾患、甲状腺機能不全など
⑩　他の特定される不安障害
⑪　特定不能の不安障害

# 2　パニック発作

　パニック発作は場所や状況など特別な理由がないのにもかかわらず、突然起こる症状です。発作は何度も繰り返し起こります。突然の発作を何度も経験すると、発作の起こった場所や状況にいくと緊張が高まり、また発作を引き起こすといったことが起こりやすくなります。発作は、10分でピークを迎え、30分程度で治まります。発作は、死を予期させるほど苦痛の強いものです。この発作は、どの不安障害（症）にもみられるものです。

以下の症状のうち四つ以上が突然に発現するときにパニック発作が該当します。
① 動悸・心悸亢進、または心拍数の増加
② 発汗
③ 身震いまたは震え
④ 息切れ感または息苦しさ
⑤ 窒息感
⑥ 胸痛または胸部の不快感
⑦ 嘔気または腹部の不快感
⑧ めまい感、ふらつく感じ、頭が軽くなる感じ、または気が遠くなる感じ
⑨ 寒気または熱感
⑩ 異常感覚（感覚麻痺またはうずき感）
⑪ 現実感消失または離人感
⑫ 抑制力を失う、または「どうかなってしまう」ことに対する恐怖
⑬ 死ぬことに対する恐怖

**引用文献**
1) 風祭元監，南光進一郎・張賢徳・津川律子・萱間真美編：精神医学・心理学・精神看護学辞典，p355，照林社，2012．
2) 日本精神神経学会精神科病名検討連絡会：DSM-5病名・用語翻訳ガイドライン（初版），精神神経学雑誌，第116巻第6号，p429〜457，2014．
3) American Psychiatric Association：Diagnostic and Statistical Manual of Mental Disorders, Fifth Edition, American Psychiatric Publishing, 2014.

# 4 境界性パーソナリティ障害

　「パーソナリティ」とは、その人個人についての一貫性のある認知・感情・行動上の特性のことを示しますが、「パーソナリティ障害」は、パーソナリティ特性が平均よりも著しく偏っているために、適応的な判断や行動がとれず、周囲の人たちや自分自身が苦しむ障害です。しかし、パーソナリティの偏りがあれば治療が必要である、というものではありません。偏りがあるために、本人が生きづらさや困難感を感じている場合や周囲の人に迷惑をかけてしまっている場合、他の精神疾患が併発した場合などに治療の対象となります。

　パーソナリティ障害は、DSM-5では「パーソナリティ障害群」、ICD-10では「特定のパーソナリティ障害」として類型化されています。DSM-5ではその状態像によって、猜疑性／妄想性、シゾイド／スキゾイズ、統合失調型、反社会性、境界性、演技性、自己愛性、回避性、依存性、強迫性、などに分類されていますが、本稿では通常の精神科訪問看護にてサービスを提供する機会の多い「境界性パーソナリティ障害（Borderline Personality Disorder：BPD）」について取り上げます。

## 1 境界性パーソナリティ障害の特徴

**他者との分離不安（見捨てられ不安）**　人間は誰でも、多かれ少なかれ、愛する人や大事な人に見捨てられることに不安を抱くものですが、境界性パーソナリティ障害の人の場合は、周囲の人には理解できないほど見捨てられることに対する不安の感情が強いのが特徴です。

**白か黒かの二極思考（理想化とこき下ろし）**　依存できる関係を求め、相手を過度に理想化する傾向にあるのですが、繊細で他者の感情に敏感であるがために、失望すると突然極端に相手の価値下げをすることが特

徴です。本人には自覚がなく無意識的なものなのですが、追い払ったり引き戻したりすることにより、対人関係が激しく短期的なものになりやすいため、周囲の人間はこれらの行動を「操作的だ」と否定的に受け取ることがあります。

**衝動的行為**　性的逸脱、ギャンブルや買い物などによる多額の浪費、アルコールや薬物の乱用、過食嘔吐や不食などの摂食障害、自殺・自傷行為（リストカット等）・自殺企図（薬物の過量服薬、飛び降り等）、などの衝動的な行為を抑えることが難しく、これらの行為によって死に至ってしまうこともあります。

## 2 背景要因

境界性パーソナリティ障害の人には、小児期にネグレクトや虐待経験などの外傷体験が存在することが多く、成人期では同居する配偶者や内縁関係者からの家庭内暴力や、恋人などのパートナーからの性的暴力などのドメスティック・バイオレンス（DV）を受けたことがある人が多いことが明らかになっています。好発年齢は19～34歳で、人口の0.7～1.8％程度に存在し、女性のほうが男性よりも多い（75～80％）と示されています。

## 3 治療と看護

### 1 ■ 薬物療法

薬物療法は、抑うつや感情抑制、認知・知覚の障害や妄想様観念、自殺関連行動、自傷や他害などの衝動コントロールには一定の効果があるものの、慢性的な空虚感、見捨てられ不安などには効果がありません。また、処方薬の過量服薬をする可能性があることを考慮しておく必要があります。

## 2 ■ 心理療法

心理療法として認知行動療法（CBT）、弁証法的行動療法（DBT）、メンタライゼーションに基づく療法（MBT）などがエビデンスに基づいた治療プログラムとして実施されています。

## 3 ■ 看護

**自傷行為への対応**　まず、速やかに身体的治療を行います。看護師は感情的に対応せず、落ち着いて「見捨てていない」というメッセージを示しながら、自傷行為をしたときの感情を自覚できるように、そして自傷行為は高まる不安への反応としての行動であるということを理解できるように対象者とかかわることが大切です。

**対人操作への対応**　「A看護師さんはこうしてくれたのに…B看護師さんはしてくれない」「B看護師さんは優しくていいわね。それに比べて昨日のA看護師ったら…」などと訴えられることがありますが、職場や多職種チームでカンファレンスをする機会を必ず設け、スタッフメンバーの逆転移（治療場面において、治療者が心理的に未解決の問題を抱えている場合、治療者側から対象者に対して向けられる非合理的な感情）に注意しながら感情を共有し、担当看護師の孤立とチームの崩壊を防ぐことが大切です。

**参考文献**
- Holm, A. L., Severinsson, E.:The emotional pain and distress of borderline personality disorder: A review of the literature. International Journal of Mental Health Nursing, 17(1), 27-35,2008.
- Linehan, M. M. , Dimeff, L.:Dialectical Behavior Therapy in a nutshell, The California Psychologist, 34, 10-13, 2001.
- Bateman, A.W., Fonagy, P. : Mentalization-based treatment of BPD. Journal of personality disorders, 18, 36-51, 2004.

# 5 アルコール使用障害

　物質使用障害とは、アルコールや薬物等、特定の物質乱用の繰り返しの結果として生じた脳の慢性的な異常状態であり、その物質の使用をやめようと思っても、渇望を自己コントロールできずに乱用してしまう状態です。一般的に「依存症」と呼ばれることが多いですが、DSM-5では「物質関連障害および嗜癖性障害群」として類型化されています。

　「物質」にはアルコール、カフェイン、大麻、MDMA等の幻覚薬、吸入剤、鎮静薬・睡眠薬・抗不安薬、モルヒネ等のオピオイド、コカイン等の精神刺激薬、タバコ、などが含まれますが、本稿では通常の精神科訪問看護においてサービス提供する機会が多い「アルコール使用障害」について取り上げます。

## 1 アルコール使用障害の特徴

　アルコール使用障害は、長期間多量に飲酒した結果、アルコールに対して精神的あるいは身体的に依存した状態になり、自らの意思では飲酒行動をコントロールできず、強迫的に飲酒行為を繰り返してしまう慢性精神疾患です。対象者は、アルコールによって身体的疾患を抱えると同時に、飲酒トラブルによって家族・職場・近隣に迷惑をかけてしまうことで、社会的信用を失い孤立してしまうことも多くあります。長期に及ぶアルコール乱用と大量飲酒が脳機能へ与える影響や、アルコール依存症と認知症との関連についての報告は多くありますが、その詳細なメカニズムについてはまだ十分には解明されていません。

# 2 治療と看護

## 1 ■ 医療機関における治療と看護

　入院初期はアルコールへの囚われからの解放、離脱症状（禁断症状）に対する解毒治療、肝障害などの身体合併症に対する身体治療が中心です。引き続き行われるリハビリテーション治療は、疾患についての正しい知識を身につける酒害教育、抗酒薬等による薬物療法、集団精神療法や認知行動療法等の心理社会的治療が中心に行われます。

## 2 ■ 在宅における看護

**身体面のアセスメント**　アルコール依存症患者は飲酒ばかりで食事を摂らないことが多く、ビタミン$B_1$不足によって意識障害・眼球運動障害・小脳失調等の症状を特徴とする「ウェルニッケ脳症」を発症することがあります。これはビタミン$B_1$を投与することで回復しますが、慢性化すると記憶力が著しく低下することを特徴とする「コルサコフ症候群」に移行し、認知機能も低下している場合は「認知症」と診断されることもあります。

　また、長期に及ぶアルコール摂取により、高頻度で脂肪肝・肝炎・肝硬変等の肝疾患を合併しさまざまな症状を呈していますので、まずは念入りに身体面のアセスメントを行い必要な治療を提供する必要があります。さらに、肝機能の低下は薬物動態を変化させますので、対象者が他の精神疾患を合併し、抗精神病薬のような中枢神経系に作用する薬物を服用している場合は特に注意が必要です。

**断酒状況のアセスメントと断酒継続への支援**　アルコール使用障害の既往のある人へ在宅ケアを提供する場合、前回の訪問と比較して飲酒の痕跡（空き缶や空き瓶など）がないかを観察する必要があります。ただし、対象者の行動を批判するのではなく、対象者自身が疾患や身体的影響について理解でき、少しでも積極的に治療に参加できるように一緒に

考えることが大切です。お酒や断酒に対するとらえ方や認識を対象者自身で、または看護師と一緒に考えながら、その認識を変えていくことで断酒の意欲を向上させ、これからの行動や生活が改善できるように働きかけます。

**治療プログラムや社会資源利用の継続への支援** 認知行動療法プログラムや、断酒会・AA（Alcoholic Anonymous）などのセルフヘルプグループ（自助グループ）の情報提供を行い、参加を推奨するとともに、継続して参加できるように支援することが大切です。

**薬物療法** アルコール使用障害の再発予防策の一環として、抗酒薬を補助的に使用することがありますが、抗酒薬はお酒を飲みたいという飲酒欲求や、連続飲酒といった飲酒のコントロール障害を抑えるわけではありません。

**家族へのケア** 断酒は対象者の意志だけでは達成することが難しく、家族や周囲の理解や協力が大切です。家族や協力者に対しても機会を設けて苦労をねぎらうとともに、疾患の特徴・回復過程やケアについて情報提供をします。また、飲酒トラブルを対象者に代わって尻拭いすることで、対象者が問題に直面する機会を奪っていないか（イネーブリング）、無意識に対象者の世話をすることに自らの存在価値を見出し、相互に依存関係になってしまう悪循環に陥っていないか（共依存）をアセスメントし、家族と話し合うことも大切です。

**参考文献**
- Mann, R. E., Smart, R. G., Govoni, R. : The epidemiology of alcoholic liver disease. Alcohol Research and Health, 27, 209-219, 2003.
- Sadock, B. J., Kaplan, H. I., Sadock, V. A. : Kaplan & Sadock's synopsis of psychiatry : behavioral sciences/clinical psychiatry. Lippincott Williams & Wilkins, 2007.
- Bulechek, G. M., Butcher, H. K., Dochterman, J. M., & Wagner, C. (Eds.) : Nursing Interventions Classification (NIC) 6 : Nursing Interventions Classification (NIC). Elsevier Health Sciences, 2013

# 6 摂食障害

## 1 摂食障害の概要

　摂食障害とは、体重に対する過度のこだわりや、自己評価に対する体重・体形の影響が大きい心理的要因に基づく食行動の重篤な障害で、神経性無食欲症（AN）と神経性大食症（BN）に分類されます。ANの主要な特徴は、「歪んだ身体像、極端な低体重、激しいダイエットや運動、排出、内分泌障害」[1]で、BNの主要な特徴は、「歪んだ身体像、むちゃ食い、極端な食習慣、嘔吐や下剤の乱用」[1]です。

　摂食障害の日本における主な現状は、「死亡率が7％と極めて高いこと、他の精神疾患（気分障害や不安障害）や行動の障害（自傷行為や過剰服薬）を併存することが多いこと、特にANは治療への抵抗感が強いことから、重篤な症状になっても医療機関を受診しないことがまれではないこと、摂食障害への医療や社会のサポートシステムが立ち遅れていること」[2]が指摘されています。

**摂食障害の発症に関与する要因**　摂食障害には、さまざまな社会文化的要因・心理的要因、または生物学的な要因が複雑に関与しています。社会文化的要因としては、スマートであることが魅力と考えるやせ願望があります。心理的要因には「性格、自立葛藤、低い自尊心、身体像の障害、不適切な学習、認知の歪み、家族関係、偏った養育態度」[3]などの複数の要因が重なり、影響しています。生物学的要因としては、遺伝要因などが関係していると考えられています。

## 2 治療と看護

　摂食障害患者の受診行動[4]は多岐にわたり、生命のリスクがある場

合には救急病院を、自傷行為や自殺企図がある場合には精神科を、その他にも小児科、産婦人科などさまざまな診療科を受診することが多くあります。入院の適応は、「①著明なもしくは急激な体重減少、②外来治療にも関わらず体重増加がない、あるいは、むちゃ食い/嘔吐/下剤乱用が持続、③重篤な身体合併症（低カリウム血症、心臓異常所見、糖尿病の合併）、④重篤な精神疾患の合併（うつ病、強迫性障害、境界性人格障害、自傷行為）、⑤家族環境あるいは心理社会的に不適切な環境」[5)]にある場合です。治療方法は、多くの場合、精神療法、行動療法、認知行動療法、身体療法などを組み合わせて行います。

先にも述べたように、摂食障害には心理的要因が影響している場合が多いため、対症療法だけでなく、対象者の根本的な問題解決につながるようにかかわることが必要です。「患者の不安の根底にあるのは、成熟への嫌悪感、大人になることへの抵抗感、自己評価の低さであったりす

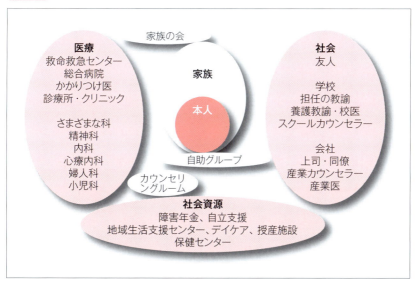

図1-1 摂食障害患者を取り巻く治療環境

田村奈穂，日本摂食障害学会監：摂食障害治療ガイドライン，p237, 医学書院，2012.

る。そのため、看護師は患者が表出した不安に対応することが必要になる。具体的には、甘えを受け止める、逸脱行動を許容しない、議論しない、将来のことを考え、患者がしたいことを自由に表現できるように援助する」[6]などのサポートが必要になります。しかし、医療だけでは限界があるため、図1-1のように当事者グループや家族会も含めた治療ネットワークを構築し、関連機関が連携を取りながらかかわることが重要です。

**引用文献**
1) Gowers, S. G. Green, L., 下山晴彦:子どもと家族の認知行動療法―摂食障害, p2～7, 誠信書房, 2013.
2) 日本摂食障害学会:摂食障害治療ガイドライン, p2, 医学書院, 2012.
3) 池切信夫:摂食障害―食べない, 食べられない, 食べたら止まらない, 第2版, p44～47, 医学書院, 2009.
4) 同上, p216
5) 厚生労働省:知ることから始めよう―みんなのメンタルヘルス総合サイト, 摂食障害 (http://www.mhlw.go.jp/kokoro/speciality/detail_eat.html)
6) 坂田三允:症状別にみる精神科の看護ケア, p176～184, 中央法規出版, 2007.

# 7 発達障害

## 1 発達障害の概要

　発達障害とは、発達期の初期の段階に何らかの因子が作用して発達過程が阻害され、認知、言語、社会性、運動などの機能の獲得が障害された状態をいいます。2005（平成17）年に施行された発達障害者支援法では、自閉症、アスペルガー症候群その他の広汎性発達障害、学習障害、注意欠陥多動性障害、およびこれらと類似した脳機能の障害で、症状が低年齢で発現するものを発達障害と規定しています。また、2014（平成26）年に改訂されたDSM-5では、神経発達症群/神経発達障害群の下位の分類に、①知的能力障害群、②コミュニケーション症群/コミュニケーション障害群、③自閉症スペクトラム症/自閉症スペクトラム障害、④注意欠如・多動症/注意欠如・多動性障害、⑤局限性学習症/局限性学習障害、⑥運動症群/運動障害群、⑦チック症群/チック障害群、⑧他の神経発達症群/他の神経発達障害群と位置づけられています。

　厚生労働省に報告されている有病率は、自閉症スペクトラム障害では100人に1～2人、注意欠陥・多動性障害では学童期の子供の100人に3～7人、学習障害では100人に2～10人となっています。

　発達障害の原因は、何らかの脳機能の障害によるとされていますが、脳機能障害を引き起こす要因は明らかになっていません。

## 2 治療と看護

### 1 ■ 発達障害の主な特徴と働きかけ（表1-2）

　発達障害は一見すると健康である場合が多く、発見されにくい特徴があります。また、一人ひとり特徴や程度が異なり、ライフステージや環

境によっても生活への支障の程度は異なります。思春期や青年期以降になると、これまでのうまくいかない体験や発達障害により受けてきたいじめや虐待などの影響により問題が複雑化している場合もあります。また、うつ病や摂食障害、自傷他害行為などの背景に発達障害が潜んでいる場合も多く見受けられます。訪問看護師には、発達障害の特徴を知り、早期に気づき、適切に対応できる能力が求められます。

　発達障がい者への主な働きかけには、①家庭や学校、職場など周囲の理解や受け入れ、設備の改善などの環境への働きかけと、②療育や薬物療法などの対象者への働きかけがあります。環境への働きかけでは、家族をはじめ医療、保健、福祉、教育、労働など対象者の周囲の環境が連携し、対象者が生活し目標に向かって歩む手助けをすることが大切です。また、対象者への働きかけの原則は、ストレングスや成功体験に着目した肯定的な働きかけと、小さな目標に段階的に取り組むスモールステップによる働きかけの二つがあります。発達障がい者への働きかけ

**表1-2　ライフステージ別にみた発達障害の特徴と働きかけのポイント**

| ライフステージ | 生活上よくみられる特徴 | 働きかけのポイント |
|---|---|---|
| 幼児期 | おもちゃを使って遊ばない、少しでも汚れると着替えずにいられない、理由もなく怒り出す、会話が成り立たない、同世代の子どもと遊ばない、動きが活発で危なっかしいなど | 基本的生活習慣の確立<br>意思伝達技能の獲得<br>社会性の促進<br>強調運動の促進 |
| 学童期 | 学校でも家庭でも落ち着きがない、学校の勉強についていけない、暴力をふるう、友達ができない、やる気がなく不登校になるなど | コミュニケーション技能の促進<br>学科学習の促進<br>社会性の促進 |
| 思春期 | 友達の会話に入れない、不登校になってひきこもる、暴力をふるう、自分を傷つける、食事がとれない、こだわりが強いなど | |
| 青年・成人期 | 大学の授業を組めずに講義をさぼる、仕事をやれる自信がないため就職しない、ひきこもる、仕事が続かないなど | 職業的技能の獲得<br>社会性の促進 |

は、各ライフステージに応じた早期からの一貫した支援が大切です。

## 2 ■ 訪問看護師が活用できる資源

　発達障がい者支援の中核となる機関は、発達障害者支援センターで、2014（平成26）年時点で全国に80施設以上あります。発達障害者支援センターは、相談支援、発達支援、就労支援、普及啓発、研修を実施し、医療機関や福祉事務所、児童相談所、学校、公共職業安定所、障害者職業センター、企業など、さまざまな関係機関と連携しています。また、発達障害に関して信頼できる最新の情報を入手したい場合には、厚生労働省のウェブサイト（http://www.mhlw.go.jp/kokoro/know/disease_develop.html）や発達障害情報・支援センターのウェブサイト（http://www.rehab.go.jp/ddis/）が活用できます。

**参考文献**
- American Psychiatric Association: Diagnostic and Statistical Manual of Mental Disorders DSM-5, 31-86, 2013.
- 市川宏伸責任編集：専門医のための精神科臨床リュミエール⑲広汎性発達障害―自閉症へのアプローチ，中山書店，2010.
- 厚生労働省：知ることからはじめよう―みんなのメンタルヘルス総合サイト，発達障害（http://www.mhlw.go.jp/kokoro/know/disease_develop.html）
- 発達障害情報・支援センターHP（http://www.rehab.go.jp/ddis/）
- 日本精神神経学会精神科病名検討連絡会：DSM-5 病名・用語翻訳ガイドライン（初版），精神神経学雑誌，第116巻第6号，p429〜457，2014.

# 8 てんかん

## 1 てんかんの概要

　てんかんとは、「種々の成因によってもたらされる慢性の脳疾患で、大脳ニューロンの過剰な放出に由来する反復性の発作（てんかん発作）を特徴とし、それにさまざまな臨床症状及び検査所見がともなう」[1]と定義されており、反復性の発作（てんかん発作）を特徴とするさまざまな原因によって生じる慢性の脳疾患の総称のことをいいます。患者数は1000人に5～8人とされています。乳幼児から高齢者までどの年齢層でも発症する可能性はありますが、特に小児と高齢者に多いとされています。てんかんの原因は無数にあり、脳腫瘍や頭部外傷、アルツハイマー病など明らかな基礎病因のある「症候性てんかん」と原因不明の「突発性てんかん」に分類されます。また、抗てんかん薬を使用しても発作を抑えることができない「難治性てんかん」も全体の2割ほどの割合で認められます。

**特徴**　てんかん発作の症状は、脳のどの範囲で異常な大脳ニューロンの放出が起こるかにより多彩です。その発作の特徴を把握し医師に伝えることで正確な診断と適切な治療につながります（表1－3）。発作が起こる前に本人にしかわからない前兆があったり、睡眠不足時や疲労時、起きがけに発作が起きやすい特徴があり、これらを確認することも今後のてんかん発作への対処を考えるうえで大切です。また、発作を繰り返すことで慢性化しやすくなったり、脳性麻痺や発達障害の合併があることにより再発しやすくなる特徴があります。

表1-3 **てんかんの分類と主な臨床的特徴**

| 分類 | | 主な臨床的特徴 |
|---|---|---|
| 部分発作 | 単純部分発作（意識障害なし） | 運動発作：手がピクピク動く　など<br>感覚発作：チクチクする、ピリピリする　など<br>自律神経発作：上腹部不快感、蒼白、発汗、紅潮など<br>精神発作：今まで見たことがない光景を確かに見たことがあると思う既視感（デジャヴ）、見慣れたはずの光景を今までに一度も見たことがないと感じる未視体験、不安感　など |
| | 複雑部分発作（意識障害あり） | 舌なめずり、舌打ち、口をもぐもぐと動かす、顔や身体をなでる、手をもむ　など |
| 全般発作 | 欠神発作 | 突然行動が止まり、30秒ほどで突然終了する |
| | ミオクロニー発作 | 身体の一部あるいは全体が一瞬ピクンと動く |
| | 間代発作 | 身体の一部あるいは全体が、律動的に動く |
| | 強直発作 | 全身が持続的に硬直する |
| | 強直間代発作 | 全身が硬直し、直後に全身がガクガクと動く |
| | 脱力発作 | 急にバタンと倒れる |

# 2 治療と看護

## 1 ■ 検査・治療

　てんかんの診断には、脳波検査が重要です。その他に、CT検査、MRI検査、SPECT検査などが行われます。また、てんかん治療の中心は、抗てんかん薬による治療です。薬物療法が効かない場合は、外科的手術が検討されます。

## 2 ■ てんかんをもつ人への働きかけ

　てんかんをもつ人への働きかけには、周囲への働きかけと対象者への働きかけがあります。

**周囲への働きかけ**　てんかんをもっていても、発作が起こっていないほとんどの時間は普通の社会生活を送ることが可能です。過剰な活動制限

をせず、対象者の能力を発揮する機会を損なわないように家族や学校、職場などに正しく理解してもらうことが大切です。発作の頻度や好発時間帯などを考慮しながら、日常生活上の注意点や緊急時の対応などを知ってもらうことで周囲の人も落ち着いて対応することができます。

**対象者への働きかけ**　幼児期には発達、学童・思春期では就学、青年・成人期では就労や自動車の運転、妊娠・出産など、ライフステージに応じた継続的な支援が必要となります。就労や免許の取得、妊娠・出産なども可能であり、対象者自身が自主的に決断できる力を引き出すエンパワメントの姿勢が働きかけの基本となります。

## 3 ■ 訪問看護師が活用しやすい情報資源

　てんかんに関する情報は、患者・家族によって設立された日本てんかん協会のウェブサイト（http://www.jea-net.jp/）、てんかん診療ネットワーク（厚生労働省）のウェブサイト（http://www.ecn-japan.com/）、医師を中心に設立された日本てんかん学会のウェブサイト（http://square.umin.ac.jp/jcs/）に整理されています。

---

**引用文献**
1) World Health Organization: Epilepsy（http://www.who.int/topics/epilepsy/en/）

**参考文献**
- 兼本浩祐・山内俊雄編：専門医のための精神科臨床リュミエール⑭精神科領域におけるけいれん・けいれん様運動，中山書店，2009．
- 日本てんかん協会ウェブサイト（http://www.jea-net.jp/）
- 厚生労働省：てんかん診療ネットワーク（http://www.ecn-japan.com/）
- 日本てんかん学会ウェブサイト（http://square.umin.ac.jp/jes/）

# 9 高次脳機能障害

## 1 高次脳機能障害の概要

　高次脳機能障害とは「記憶・注意・遂行機能・社会的行動障害などの認知機能障害を主たる要因として、日常生活および社会生活への適応を困難にする認知機能障害を行政的に高次脳機能障害」[1]と定義されています。

　高次脳機能障害の実態調査[2]によると、高次脳機能障害を引き起こす代表的な要因は、「30歳未満では頭部外傷（交通事故）、30歳以上では脳血管障害（脳出血、脳梗塞）が多い」といわれています。前述した症状のほかに、失語・失認・失行、片麻痺や運動失調、依存性・退行、欲求や感情のコントロール低下、固執性、意欲・発動の低下、抑うつ、感情失禁などの社会的行動障害があります。先の調査によると、「脳外傷では記憶障害、脳血管障害では失語症が最も多く、どちらも2番目に多いのは、行動と感情の障害でした。そのなかでも、意欲障害、抑うつが多い」[2]と報告されています。

## 2 治療と看護

### 1 ■ 社会制度

　入院中は原疾患や外傷に対する治療が行われますが、退院時は、身体障害が後遺障害として残り日常生活に介助を要する状態から、一見もとに戻ったようにみえるまでさまざまです。しかし、高次脳機能障害は脳の機能に障害が生じ、行動に表れる障害であるため、多くは家庭や職場に戻ってから、周りの人が日常生活や仕事上の問題に気づきます。そのため、障害年金や障害者手帳（身体障害者手帳、療育手帳、精神障害者

保健福祉手帳）の制度があり、その他に、特別障害者給付金、労働災害者補償保険、雇用保険、障害者福祉制度、介護保険、地域福祉権利擁護事業や成年後見制度などの権利擁護制度、障害者雇用制度[3)4)5)]などが利用できるように設けられています。

## 2 ■ 標準的社会復帰・生活・介護支援プログラム

高次脳機能障害者支援の手引き[6)]には、「支援の組み立て方と進め方、各支援内容（就業支援、就学支援、授産施設支援、小規模作業所等支援、就業・就学準備支援、在宅支援、施設生活訓練支援、施設生活援助）、環境調整支援と生活・介護・家族支援」について詳しく述べられています。また就労復帰が期待できる場合とそうでない場合の処遇チャート[7)]があるので参考にしてください。

## 3 ■ 生活訓練

生活訓練は、日常生活能力や社会活動能力を高め、日々の生活の安定とより積極的な社会参加を図ることを目的として行われます。具体的には、「生活リズムの確立、生活スケジュールの自己管理、日常生活や社会生活に関する技能の習得、対人技能、自己認識、必要とする支援の明確化、家族に対する支援、地域生活の支援者との連携」[8)]があります。

## 4 ■ 在宅支援

在宅支援の対象者は福祉就労なども困難で、自宅を中心に介護状態で生活している者が多く、訪問介護、デイサービス、訪問看護が利用可能です。

家族や対象者が日常生活で困っていることは、「集中力が乏しい、同じことを繰り返し言う、ものと用途が結びつかない、興奮したり気持ちが沈んだりするが一日中何もしない」などがあると報告されています[9)]。外見上は以前と変わらない場合もあることから、身近な人や近隣

の人からも理解が得られにくく、社会のなかで孤立する場合もあります。介護にストレスを感じている家族に対しては、支援につなげ家族を支えることが必要です。そのためには、「個人的な教育的アプローチ、家族グループ学習会、家族カウンセリングなどの家族を支える支援のほかに、家族の役割をサポートする支援」[10]や支援ネットワークの形成と活用[11]が有効です。

**引用文献**
1) 厚生労働省社会・援護局障害保健福祉部国立障害者リハビリテーションセンター:高次脳機能障害者支援の手引き, p2〜6, 2008. (http://www.rehab.go.jp/ri/brain_fukyu/tebiki_all.pdf)
2) 東京都高次脳機能障害者実態調査検討委員会:高次脳機能障害者実態調査報告書, p1〜10, 2008. (http://www.fukushihoken.metro.tokyo.jp/joho/soshiki/syougai/seishinryo/oshirase/kouji.files/houkoku1.pdf)
3) 宮永和夫:最適ケアを実現する高次脳機能障害アセスメントブック, p49〜63, 日総研出版, 2004.
4) 中島八十一・寺島彰:高次脳機能障害ハンドブック―診断・評価から自立支援まで, p247〜270, 医学書院, 2006.
5) 本田哲三:高次脳機能障害のリハビリテーション―実践的アプローチ, 第2版, p241〜246, 医学書院, 2010.
6) 前掲1), p38〜63
7) 前掲3), p28〜36
8) 前掲4), p121〜134
9) 前掲5), p16〜23
10) 前掲4), p183〜196
11) 前掲4), p197〜206

# 3 精神科薬物療法と看護

## 1 精神科における薬物療法の概要

　今日の精神科治療のなかで、薬物療法は大きな役割を担っています。地域生活を送るとき、適切な量の薬を安全に継続的に内服できることは、疾患とうまくつきあって生活していくために重要であり、そのために看護師が担う役割は大きくなります。地域ではさまざまな職種が当事者を支えていますが、日常的に当事者の生活にかかわる医療職である看護師は、薬物療法の作用・副作用の観察が求められ、必要なときは医師と相談しながら、治療が継続できるように支援します。

　精神に作用する薬物を総称して向精神薬と呼び、このうち、幻覚妄想などの精神病症状に作用するものを抗精神病薬といいます。精神科薬物療法は1950年代のクロルプロマジンの発見に始まりました。それまではインシュリンや通電等でショックを与える、施設に収容し生活を整える、などが治療として行われていましたが、薬物療法の開始によって、幻覚妄想状態をある程度コントロールできるようになり、精神科病院からの退院が進み、欧米では病床の削減と地域ケアへの移行が進みました。1970年代からはハロペリドールなどの抗精神病薬が治療の中心になりましたが、体のこわばり、手のふるえなどの錐体外路症状が生じやすく、副作用が大きな問題となってきました。1990年代にクロザピンが再評価され、非定型抗精神病薬が治療の中心となりました[1]。非定型抗精神病薬では、錐体外路系の副作用（パーキンソニズムなど）は比較的軽

いとされています。一方、代謝系の副作用である糖尿病、メタボリックシンドローム（高血圧、高血糖、脂質異常症、肥満）、高プロラクチン血症が起こりやすいため、定期的な血液検査とモニタリングが必須です。また、地域で暮らす対象者は、食生活が偏りがちになることも指摘されています。

　訪問看護は病棟での看護と異なり毎日の生活を継続的に支援することはできませんが、訪問のたびに、薬物療法による長期的な変化を観察することができます。病状が安定してきた、睡眠時間が十分とれるようになってきたなど、良好な変化は支援者からその変化をフィードバックし、対象者を力づけ、治療の継続を励ますことができます。一方で、急に体重が増加した、食事の嗜好が変わってきた、口渇や発汗が認められるようになったなどは、先に述べた副作用の可能性が考えられます。食行動や運動など生活行動の変化も、疾患と薬物療法と結びつけて医学的に査定することが訪問看護では求められます。

　薬物療法は、症状改善だけでなく、安定維持や再発予防にも有効であり[2]、在宅では、症状が治まったのちも、主治医と相談しながら内服治療を続けることが重要となります。精神症状が治まっているときには、それが薬の効果によるものであると認識しにくく、病気自体が治ってしまったかのように感じます。しかしそれは、抗精神病薬による一時的な寛解状態ですので、根気強く、薬を飲み続けることを支援していくことが重要です。そのためにも、まずは対象者に薬の飲み心地を尋ね、不快な副作用症状がないか、あるとしたら、副作用があっても飲み続けるべき薬であるかどうか、副作用を減らすことができないか、対象者や医師と相談しながら、対象者ができるだけ納得したうえで薬と付き合っていく方法を一緒に考える支援が必要となります。

**引用文献**
1) 藤井康男：抗精神病薬とはどんな薬か, p2〜11, 萱間真美・稲田俊也・稲垣中編：服薬支援とケアプランに活かす―非定型抗精神病薬Q&A, 医学書院, 2012.
2) 大森哲郎：A 薬物療法の意義と役割, Ⅱ薬物療法, 第5章, 精神科治療学, 野村総一郎・樋口輝彦・尾崎紀夫編：標準精神医学, 第4版, p125〜126, 医学書院, 2010.

# 2 精神科で使われている薬と作用・副作用

## 1 抗精神病薬

　抗精神病薬は幻覚や妄想などの精神病症状を改善する目的で使用されており、大きく2種類に分けられています。

### 1 ■ 定型抗精神病薬の効果と副作用

　定型抗精神病薬はドパミン受容体に対し拮抗する作用をもち、陽性症状の改善に効果がみられるものが多いです。その一方、脳のドパミン神経経路を遮断することでアカシジア等の錐体外路症状や高プロラクチン血症が、長期に服用することで遅発性ジスキネジア等の副作用が出現します。また、悪性症候群は致死性の副作用であり、バイタルサインや血液データをモニタリングしていくことが必要です。

### 2 ■ 非定型抗精神病薬の効果と副作用

　非定型抗精神病薬はドパミンに加えセロトニン受容体に対しても作用しており、陽性症状に加え陰性症状にも効果があります。また、定型抗精神病薬にみられていたような錐体外路症状は少ないとされています。しかし、非定型抗精神病薬には高血糖や高コレステロール血症といった内分泌系の副作用が出現し、メタボリックシンドロームの発症や心血管系の重大な疾患を引き起こす可能性があることが指摘されており、服用中は身体のモニタリングが重要であるといえます。

　抗精神病薬のなかには持続効果をもつ注射剤をはじめとしたさまざまな剤型があります（表1−4）。どのような剤型が生活に合っているのかを対象者とともに確認していくことも重要です。

表1-4 **代表的な持続効果注射剤**

| 一般名 | 商品名 |
|---|---|
| ハロペリドールデカン酸エステル | ハロマンス、ネオペリドール |
| フルフェナジン | フルデカシン |
| リスペリドン | リスパダールコンスタ |
| パリペリドンパルミチン酸エステル | ゼプリオン |

# 2 気分障害の治療薬

　抗うつ薬は、脳内でセロトニンやノルアドレナリンといった神経伝達物質の神経終末への取り込みを阻害することで受容体刺激を増強し、抗うつ効果と結びついていると考えられています。構造や効果から三環系抗うつ薬、四環系抗うつ薬、選択的セロトニン再取込み阻害薬（SSRI）、セロトニン・ノルアドレナリン再取込み阻害薬（SNRI）、ノルアドレナリン作動性・特異的セロトニン作動性抗うつ薬（NaSSA）等に分けられています。

## 1 ■ 抗うつ薬の効果と副作用

　三環系抗うつ薬、四環系抗うつ薬は抗うつ効果があります。便秘や口渇、尿閉、起立性低血圧といった抗コリン作用や抗α1作用による副作用が高頻度でみられます。

　SSRIやSNRIは上記の薬剤ほど抗うつ効果は強力ではないとされていますが、強迫性障害やパニック障害などにも効果があるとされています。副作用としては、胃腸症状や性機能障害が報告されています。NaSSAは性機能障害や胃腸障害が出現しにくい薬剤として使用されていますが、眠気や体重増加があることが報告されています。また、投与開始後や増量後に不安・焦燥や易刺激性・衝動性がみられるアクチベーションシンドロームや、脳内のセロトニン活性が過剰になることで不

安・焦燥や発熱が起こるセロトニン症候群に注意が必要です。さらに、SSRIを突然中断することにより、めまいや悪心、頭痛、反跳性うつ状態といった症状を呈する中断症候群が起こることがあり、服薬の中断を避けることや減薬の際の観察が重要です。

## 2 ■ 気分安定薬の効果と副作用

気分安定薬は、躁状態や抑うつ状態といった症状を落ち着かせる働きをもつ薬剤です。抗躁効果のある炭酸リチウムや、抗てんかん薬があげられます。

炭酸リチウムは血中のリチウム濃度が高度になることでリチウム中毒を起こしやすい薬剤であり、同様に抗てんかん薬も、肝障害や血中アンモニア濃度の増加による意識障害が起こる可能性があり、中毒症状に関連した身体症状や脱水の有無、血中濃度の増加を引き起こす併用薬の有無を確認していくことが必要です。また、気分安定薬のなかには、副作用として白血球数減少を起こしやすい薬剤や、皮疹の出現、めまいや倦怠感、消化管症状がある薬剤もあり、日々の観察が重要です。

# 3 抗不安薬の作用と副作用

抗不安薬は不安に対する効果があり、さまざまな薬剤と併用されることが多い薬剤です。多く使用されているベンゾジアゼピン系の抗不安薬は、筋弛緩効果や鎮静効果がありますが、健忘や認知機能障害、依存形成、薬剤中止後の離脱症状があります。アザピロン系抗不安薬は、効果の発現は緩やかですが、上記の副作用が少なく、高齢者や身体合併症患者への使用ではより安全であるとされています。

# 4 睡眠薬の作用と副作用

　睡眠薬は精神疾患に限らずさまざまな疾患を有する人に用いられる薬剤であり、現在はベンゾジアゼピン系睡眠薬と非ベンゾジアゼピン系睡眠薬が主に使用されています。新しいものとしてはメラトニン受容体作用型があげられ、ベンゾジアゼピン系と比較し効果は弱いものの副作用が少ないことが特徴です。これらの薬剤を作用時間から分類すると、**表1−5（p49）**のように分けられます。

　ベンゾジアゼピン系睡眠薬は筋弛緩作用を有しており、これが強く出現するとふらつきや転倒につながります。初回投与や高齢者への投与の際は、観察を密にしていくことが必要です。また、高用量の内服は呼吸器系や循環器系の抑制が起こるため、注意が必要です。

　その他の副作用では、一過性の記憶障害（健忘）がよく起こるものとして報告されており、その他にも、耐性、依存、次の日に鎮静作用が残ることで朝の歩行状態や昼間の活動に影響を及ぼす持ち越し効果があります。

　また、不安や緊張の他に睡眠障害への効果もあるとされていることから、短時間型のベンゾジアゼピン系抗不安薬が眠前薬に処方されていることがしばしばみられます。

　しかし、ベンゾジアゼピン系抗不安薬には注意すべき点も多くあります。上記のような副作用が出現し、長期の内服によって転倒の危険性がより高まることなどが報告されています[1]。また、長期服用の状態から減薬していく際に、不安や不眠、抑うつ、耳鳴り、震えといった離脱症状が認められ、ベンゾジアゼピン系抗不安薬のなかでも特に短時間型であるエチゾラムは、血中濃度の変動の大きさや抗不安作用の強さにより離脱症状が出現しやすく[2]、その結果、依存を起こす可能性が高いことが報告されています[3]。そのため、対象者がこれらの薬を内服中、あるいは調整中のときは、対象者の精神状態や日中の活動状況、薬の内服状

況を観察し、対象者の状態や生活に変化がみられたときには、医師へ報告していくことが望ましいです。

## 5 パーキンソン病治療薬の効果と副作用

　パーキンソン病治療薬は、減少しているドパミンを補うものや、ドパミンの分解を抑制するもの等さまざまな作用経路と特徴があり、代表的なものを**表1-5**（**p50**）に示しています。パーキンソン病のほかに、抗精神病薬の副作用として起こるパーキンソン様症状が認められる疾患もあり、後者はパーキンソン病治療薬の効果が低いとされているため、鑑別が重要です。

　パーキンソン病治療薬の副作用として、特にレボドパを長期服用している場合に、wearing off 現象（レボドパの薬効時間が短縮し、次の服用前に症状が強くなる現象）や、on-off 現象（服薬時間に関係なく急激な症状の軽快と増悪が繰り返される現象）、no-on 現象（レボドパの効果がみられない現象）、delayed on 現象（レボドパの効果発現に時間を要する現象）があげられます。また、抗コリン薬は口渇や便秘が頻出しており、パーキンソン病治療薬全体の副作用として、幻覚・妄想の出現が報告されています。これらの副作用の出現時は、薬剤を変更・漸減することが必要であり、医師への速やかな報告が望ましいです。

## 6 抗認知症薬の作用と副作用

　抗認知症薬は、特にアルツハイマー型認知症の中核症状を抑制する効果を有することが報告されており、現在は内服薬と貼付薬の4種類が使用されています。

　アルツハイマー型認知症患者は脳内の神経伝達物質であるアセチルコリンが低下していることが報告されており、抗認知症薬はアセチルコリ

ンの分解酵素を阻害することで中核症状を一時的に改善する効果があるとされています。

一方、NMDA受容体拮抗薬は作用機序が異なり、グルタミン酸の受容体（NMDA受容体）に結合することで神経細胞の障害や細胞死を防ぐとされています。

副作用としては、徐脈や消化性潰瘍、錐体外路症状、易怒性や攻撃性の亢進が報告されています。高齢者への投与になることが多い薬剤のため、身体への影響は慎重にモニタリングしていく必要があるといえます。

## 7 アルコール依存症治療薬

アルコール依存症患者への治療薬は、アルコールを体内で代謝する過程におけるアルデヒド脱水素酵素を阻害する作用を有しており、これにより頭痛や悪心・嘔吐、心悸亢進といった不快な症状が出現します。

また、脳内のグルタミン酸作動性神経活動を抑制することで、飲酒の欲求を抑える効果を有する、近年発売された新規のアルコール依存症治療薬もあります。

## 8 精神刺激薬

精神刺激薬は、大脳皮質を刺激することで覚醒水準を高め、精神機能や活動性を亢進します。ナルコレプシー等の過眠症や、注意欠陥・多動症が精神刺激薬の適応となっています。

表1-5 **精神科で使われている代表的な薬**

| 一般名 | 商品名 | ジェネリック医薬品 |
|---|---|---|
| 代表的な抗精神病薬 | | |
| 定型抗精神病薬 | | |
| クロルプロマジン塩酸塩 | コントミン、ウインタミン | 塩酸クロルプロマジン、クロルプロマジン塩酸塩 |
| レボメプロマジン | レボトミン、ヒルナミン | ソフミン、レボホルテ、レボメプロマジン |
| プロペリシアジン | ニューレプチル | |
| ハロペリドール | セレネース | ハロステン、ハロペリドール、リントン、レモナミン |
| ブロムペリドール | インプロメン | ブリンドリル、ブロムペリドール、ルナプロン |
| チミペロン | トロペロン | セルマニル |
| スルピリド | ドグマチール、アビリット、ミラドール | スルピリド、ピリカップル、ベタマック、マーゲノール |
| スルトプリド塩酸塩 | バルネチール | スタドルフ、バチール |
| チアプリド塩酸塩 | グラマリール | クックール、グリノラート、チアプリド、チアプリド塩酸塩、チアプリム、チアラリード、チアリール、ノイリラーク、ボインリール |
| ネモナプリド | エミレース | |
| ゾテピン | ロドピン | セトウス、メジャピン、ロシゾピロン |
| ピモジド | オーラップ | |
| 非定型抗精神病薬 | | |
| リスペリドン | リスパダール | リスペリドン |
| パリペリドン | インヴェガ | |
| ペロスピロン塩酸塩水和物 | ルーラン | ペロスピロン塩酸塩 |
| ブロナンセリン | ロナセン | |
| オランザピン | ジプレキサ | |
| クエチアピンフマル酸塩 | セロクエル | クエチアピン |
| クロザピン | クロザリル | |
| アリピプラゾール | エビリファイ | |

| 一般名 | 商品名 | ジェネリック医薬品 |
| --- | --- | --- |
| 気分障害の治療に使用される代表的な薬 | | |
| 三環系抗うつ薬 | | |
| クロミプラミン塩酸塩 | アナフラニール | |
| アミトリプチリン塩酸塩 | トリプタノール | ノーマルン |
| アモキサピン | アモキサン | |
| イミプラミン塩酸塩 | トフラニール | イミドール |
| 四環系抗うつ薬 | | |
| ミアンセリン塩酸塩 | テトラミド | |
| マプロチリン塩酸塩 | ルジオミール | クロンモリン、ノイオミール、マプロミール |
| 選択的セロトニン再取込み阻害薬（SSRI） | | |
| パロキセチン塩酸塩水和物 | パキシル、パキシル CR | パロキセチン |
| 塩酸セルトラリン | ジェイゾロフト | |
| エスシタロプラムシュウ酸塩 | レクサプロ | |
| フルボキサミンマレイン酸塩 | デプロメール、ルボックス | フルボキサミンマレイン酸塩 |
| セロトニン・ノルアドレナリン再取込み阻害薬（SNRI） | | |
| デュロキセチン塩酸塩 | サインバルタ | |
| ミルナシプラン塩酸塩 | トレドミン | ミルナシプラン塩酸塩 |
| ノルアドレナリン作動性・特異的セロトニン作動性抗うつ薬（NaSSA） | | |
| ミルタザピン | リフレックス、レメロン | |
| その他の抗うつ薬 | | |
| トラゾドン塩酸塩 | レスリン、デジレル | アンデプレ |
| 代表的な気分安定薬と抗てんかん薬 | | |
| 気分安定薬 | | |
| 炭酸リチウム | リーマス | 炭酸リチウム、リチオマール |
| 抗てんかん薬 | | |
| カルバマゼピン | テグレトール | カルバマゼピン、レキシン |
| バルプロ酸ナトリウム | デパケン、バレリン | エピレナート、サノテン、セレブ、ハイセレニン、バルプロ酸ナトリウム |

第1章 基礎知識

3. 精神科薬物療法と看護

| 一般名 | 商品名 | ジェネリック医薬品 |
|---|---|---|
| 代表的な気分安定薬と抗てんかん薬 | | |
| バルプロ酸ナトリウム徐放剤 | デパケンR、セレニカR | エピレナート、バルデケンR、バルプラム、バルプロ酸Na、バルプロ酸ナトリウムSR |
| ラモトリギン | ラミクタール | |
| 代表的な抗不安薬 | | |
| ベンゾジアゼピン系抗不安薬（短時間型） | | |
| クロチアゼパム | リーゼ | イソクリン、クロチアゼパム、ナオリーゼ、リリフター |
| エチゾラム | デパス | アロファルム、エチカーム、エチセダン、エチゾラム、エチゾラン、カプセーフ、セデコパン、デゾラム、デムナット、ノンネルブ、パルギン、モーズン |
| ベンゾジアゼピン系抗不安薬（中間型） | | |
| アルプラゾラム | コンスタン、ソラナックス | アルプラゾラム、カームダン、メデポリン |
| ロラゼパム | ワイパックス | ユーパン |
| ブロマゼパム | レキソタン、セニラン | |
| ベンゾジアゼピン系抗不安薬（長時間型） | | |
| ジアゼパム | セルシン、ホリゾン | ジアゼパム、ジアパックス、セエルカム、セレナミン |
| クロキサゾラム | セパゾン | |
| フルジアゼパム | エリスパン | |
| クロルジアゼポキシド | コントール、バランス | クロルジアゼポキシド、コンスーン |
| オキサゾラム | セレナール | オキサゾラム細粒、ペルサール細粒 |
| メダゼパム | レスミット | メダゼパム |
| メキサゾラム | メレックス | |
| クロラゼプ酸二カリウム | メンドン | |
| ベンゾジアゼピン系抗不安薬（超長時間型） | | |
| ロフラゼプ酸エチル | メイラックス | ジメトックス、スカルナーゼ、メデタックス、ロフラゼプ酸エチル、ロンラックス |

| 一般名 | 商品名 | ジェネリック医薬品 |
|---|---|---|
| **代表的な抗不安薬** | | |
| フルトプラゼパム | レスタス | |
| セロトニン1A部分作動薬 | | |
| タンドスピロンクエン酸塩 | セディール | タンドスピロンクエン酸塩 |
| **代表的な睡眠薬** | | |
| ベンゾジアゼピン系睡眠薬（超短時間型） | | |
| トリアゾラム | ハルシオン | アスコマーナ、カムリトン、トリアゾラム、トリアラム、ハルラック、パルレオン、ミンザイン |
| ベンゾジアゼピン系睡眠薬（短時間型） | | |
| ブロチゾラム | レンドルミン | アムネゾン、グッドミン、ゼストロミン、ソレントミン、ネストローム、ノクスタール、ブロゾーム、ブロチゾラム、ブロチゾラン、ブロメトン、レドルパー、レンデム、ロンフルマン |
| リルマザホン塩酸塩水和物 | リスミー | 塩酸リルマザホン |
| ベンゾジアゼピン系睡眠薬（中間型） | | |
| フルニトラゼパム | サイレース、ロヒプノール | ビビットエース、フルトラース、フルニトラゼパム |
| ニトラゼパム | ベンザリン、ネルボン | チスボン、ニトラゼパム、ネルロレン、ノイクロニック、ヒルスカミン |
| エスタゾラム | ユーロジン | エスタゾラム |
| ベンゾジアゼピン系睡眠薬（長時間型） | | |
| クアゼパム | ドラール | クアゼパム |
| 非ベンゾジアゼピン系睡眠薬（超短時間型） | | |
| ゾルピデム酒石酸塩 | マイスリー | ゾルピデム酒石酸塩 |
| ゾピクロン | アモバン | アモバンテス、スローハイム、ゾピクール、ゾピクロン、ドパリール、メトローム |
| エスゾピクロン | ルネスタ | |
| メラトニン受容体作用型 | | |
| ラメルテオン | ロゼレム | |

3.精神科薬物療法と看護

| 一般名 | 商品名 | ジェネリック医薬品 |
|---|---|---|
| 代表的なパーキンソン病治療薬 ||| 
| レボドパ含有製剤 ||| 
| レボドパ | ドパストン、ドパゾール | |
| レボドパ・カルビドパ（10：1）配合 | ネオドパストン、メネシット | カルコーバ、ドバコール、パーキストン、レプリントン |
| レボドパ・ベンセラジド（4：1）配合 | マドパー、イーシー・ドパール、ネオドパゾール | |
| モノアミン酸化酵素（MAO-B）阻害薬 ||| 
| セレギリン塩酸塩 | エフピー | セレギリン塩酸塩 |
| カテコール -O メチルトランスフェラーゼ（COMT）阻害薬 ||| 
| エンタカポン | コムタン | |
| ドパミン受容体刺激（作動）薬 ||| 
| ブロモクリプチンメシル酸塩 | パーロデル | アップノール B、エレナント、コーパデル、デパロ、パドパリン、パーロミン、パロラクチン、ブロモクリプチン、メーレーン |
| ペルゴリドメシル酸塩 | ペルマックス | ベセラール、ペルゴリド、ペルゴリン顆粒、メシル酸ペルゴリド |
| カベルゴリン | カバサール | カベルゴリン |
| タリペキソール塩酸塩 | ドミン | |
| ロピニール塩酸塩 | レキップ | |
| アデノシン $A_{2A}$ 受容体拮抗薬 ||| 
| イストラデフィリン | ノウリアスト | |
| 副交感神経遮断（抗コリン）薬 ||| 
| トリヘキシフェニジル塩酸塩 | アーテン、トレミン | パキソナール錠、ピラミスチン錠 |
| ビペリデン | アキネトン | アキリデン、タスモリン、ビカモール |
| ドパミン遊離促進薬 ||| 
| アマンタジン塩酸塩 | シンメトレル | アテネジン、アマゾロン、アマンタジン塩酸塩、塩酸アマンタジン、トーファルミン、ボイダン |

| 一般名 | 商品名 | ジェネリック医薬品 |
|---|---|---|
| 抗認知症薬 | | |
| ドネペジル塩酸塩 | アリセプト | ドネペジル塩酸塩 |
| ガランタミン臭化水素酸塩 | レミニール | |
| リバスチグミン | イクセロン、リバスタッチ | |
| メマンチン塩酸塩 | メマリー | |
| アルコール依存症治療薬 | | |
| シアナミド | シアナマイド | |
| ジスルフィラム | ノックビン | |
| アカンプロサートカルシウム | レグテクト | |
| 精神刺激薬 | | |
| メチルフェニデート塩酸塩 | リタリン、コンサータ | |
| モダフィニル | モディオダール | |
| ペモリン | ベタナミン | |
| メタンフェタミン塩酸塩 | ヒロポン | |
| アトモキセチン塩酸塩 | ストラテラ | |

**引用文献**

1) 大谷道輝・郡妙恵・松元美香・大澤幸嗣・山村喜一・松元俊・木村哲：入院患者における転倒後の状況に及ぼす睡眠薬の影響，睡眠医療，7（2），p217～223，2013．
2) 田中久夫：ベンゾジアゼピン系抗不安薬の常用量依存に関する検討，新薬と臨牀，56（5），p690～697，2007．
3) 戸田克広：ベンゾジアゼピンによる副作用と常用量依存，臨床精神薬理，16（6），p867～878，2013．

**参考文献**

≪精神科で使われている薬と作用・副作用≫
○ 萱間真美：精神疾患を有する人の地域生活を支えるエビデンスに基づいた看護ガイドラインの開発，厚生労働科学研究費補助金　地域医療基盤開発推進研究事業，2011．
○ 萱間真美・稲田俊也・稲垣中：服薬支援とケアプランに活かす非定型抗精神病薬 Q&A，医学書院，2012．
○ 坂田三允総編集，萱間真美・櫻庭繁・根本英行・松下正明・山根寛編，上島国利編集協力：精神看護エクスペール18　精神科薬物療法と看護，p42～121，中山書店，2006．
○ 浦部晶夫・島田和幸・川合眞一：今日の治療薬2014，p804～928，南江堂，2014．
○ 戸田克広：ベンゾジアゼピンによる副作用と常用量依存，臨床精神薬理，16（6），p867～878，2013．

≪精神科で使われている薬・ジェネリック一覧≫
○ 浦部晶夫・島田和幸・川合眞一：今日の治療薬2014，p804～928，南江堂，2014．

# 3 薬物の有害作用と看護

　向精神薬は、前項でみたように、副作用が強く出るものがあります。医師がいて緊急処置もできる病院と異なり、訪問の場では、看護師が対象者の観察をし、症状を聞き、薬の内容や量を医師と検討すべきか、判断することがあります。精神科訪問看護では、バイタルサインの確認、体重や血液検査データの確認、全身状態の確認などから、安全に、安心して薬物治療を受けられるように支援します。有害作用には、早期に対応することで防ぐことができるものも多く、起こりうる副作用をあらかじめ対象者と共有しておき、対処できるものには事前に準備をしておくことが必要です。以下、出会う可能性のある有害作用とその看護について薬物の種類別にみていきます。

## 1 抗精神病薬

### 1 ■ 循環器系の有害作用と看護

**不整脈**　対象者にみられるものにQT延長（QTcが440msec以上）があります。QT延長は、心室細動になることがあり、突然死の危険があります。抗精神病薬の量は突然死やQT延長の発生と関連していることがわかっており、また別の薬との併用で、抗精神病薬の血中濃度を上げてしまうことがあります[1]。特に抗精神病薬の多剤併用療法の対象者に対しては、バイタルサインの測定、全身状態に気をつける必要があります。

### 2 ■ 消化器系

**麻痺性イレウス**　抗精神病薬を長期間内服すると、消化器機能が低下し、便秘になる人が多くいます。多量の下剤を常用している対象者も多

くいます。抗精神病薬の増量や抗パーキンソン薬の増量で、すぐにイレウスとなる可能性があります。対象者は痛みに鈍感になっており、また抗精神病薬の制吐作用によって嘔吐がみられないため[1]、見過ごされる危険があります。このことから、訪問看護での排便の確認は重要であり、特にイレウスの既往がある人には、腹部聴診や触診も行い、状況に合わせた緩下剤の使用など、排便のコントロールの支援が必要となります。

## 3 ■ 内分泌・代謝系

　非定型抗精神病薬では、肥満、糖尿病、脂質異常症といった内分泌・代謝系の副作用が問題になっており、これらによるメタボリックシンドロームの状態になっている人も少なくありません。非定型抗精神病薬を内服中の対象者では、バイタルサインの測定だけでなく、体重、外来通院時の採血データ、食生活、運動量など、身体面生活面の支援が重要になります。糖尿病を合併した人では、インスリン注射を自分一人で打つことができるか、内服薬で治療ができそうか、妄想などの症状のため外出できない場合や運動習慣がない場合などには、訪問スタッフが同行し散歩をするなど、糖尿病をコントロールするための看護が必要となります。

**悪性症候群**　抗精神病薬服用中に起こるものは、錐体外路症状、無動・緘黙、発汗、頻脈、筋硬直、振戦、嚥下障害、流涎、体温上昇など、多彩な自律神経症状があり[1]、放置すると、体温が40度以上に上昇し、急性腎不全や多臓器不全を起こし死に至ることがあります。原因がわからない発熱や錐体外路症状、自律神経症状があれば、悪性症候群を疑い、外来主治医に連絡をとり受診する、また状態によっては、緊急搬送が必要となります。病院では、薬と飲食を止め、輸液を行い薬物の血中濃度を下げ全身管理を行います。

**高プロラクチン血症**　非定型抗精神病薬のうち、プロラクチン値が上が

り、性機能に影響が出るものが高プロラクチン血症です。女性では、月経周期の乱れ、乳汁分泌、性欲の高まりや減退、男性では、勃起障害や射精困難、持続勃起症、女性化乳房などがみられます。性機能の異常は、支援者に相談しにくく、一人悩んでいることもあります。起こしやすい薬物について把握しておき、血液検査結果や日頃の対象者の生活などから、性機能障害の有無をある程度予測し、悩みの有無を確認し、支援していきます。

## 4 ■ 神経・運動器系

**錐体外路症状（EPS）** 錐体外路症状とは、抗精神病薬の副作用として、錐体外路が障害されることで起こります。錐体外路症状には、比較的早期にはじまるパーキンソニズム、アカシジア、ジストニア、ある程度の期間を経ておきるジスキネジアがあります（表1－6）。これらの不随意運動は、自分でコントロールすることができず、不快だけでなく、外見上の不利益、また転倒の危険など、対象者にとって多くの苦痛を伴います。このような副作用を避けたいがために、服薬をやめてしまう可能性もあります。副作用に対する対象者の思いを確認し、できるだけ副作用を抑えつつ治療効果の得られる薬物療法ができるよう、対象者が医師

**表1-6 錐体外路症状の症状と特徴**

| | 症状と特徴 |
|---|---|
| パーキンソン症候群 | 筋強剛、小刻み歩行、前屈姿勢、流涎、振戦、仮面様顔貌、動作緩慢、無動　など |
| 急性ジストニア | 体幹のねじれ、眼球上転、斜頸、舌突出、筋肉の緊張度の異常 |
| アカシジア | じっと座っていられない、足のそわそわとした揺らす動き、落ち着きのなさを和らげるため歩き回る、焦燥感など、患者自身が苦痛を訴えることが多い |
| 遅発性ジスキネジア | 口をもぐもぐさせる動き、舌の奇妙な動き、捻るような動きなど、投与後数年後から発生する |

引用文献2)3) より一部改変

に症状を伝えられるよう、支援することが必要です。

## 5 ■ 免疫・アレルギー系

**顆粒球減少症**　精神症状が強く、それまでのどの治療薬も効果がない場合に、クロザピンを服用する場合があります。クロザピンの最も重要な副作用が無顆粒球症です。副作用の重篤さから、処方できる医療機関が厳密に制限され、血液検査が義務づけられ[4]、厳密なモニタリングのもと使用されています。訪問看護では、血液データを対象者と確認するとともに、外来通院と服用を続けられ、治療者とのコミュニケーションがとれるよう、支援します。

# 2　抗うつ薬

　抗うつ薬の投与早期や増量するときに、アクチベーション症候群という、不安、焦燥、不眠、易刺激性、衝動性がみられることがあります[4]。双極性障害、パーソナリティ障害、脳器質疾患の抑うつ状態の対象者への投与は気をつける必要があり、増量時も注意して観察し、衝動性が出ていないかなどに気をつけます。

　SSRIやSNRIは胃腸症状や焦燥感が出やすい薬です。薬の効果が出るまでの約2週間、胃腸症状ばかりを感じるかもしれませんが、胃薬を併用し乗り切り、効果発現まで飲み続けることを支援していきます。また、抗うつ薬を使っていると軽躁状態になることがありますが、そのような時はすぐに主治医に相談を勧め、薬の調整ができるようにします。特に、双極性障害の対象者に抗うつ薬を使用している場合には、躁転しすぐに躁状態にまで進むことがあり、早急に処方変更するなど対処が必要となります。

## 3 気分安定薬

　双極性障害に使われるリチウムの中毒症状に注意する必要があります。リチウムは容易に中毒量に達します（有効血中濃度は0.4〜1.2mEq/L）。リチウム投与時は、利尿薬やNSAIDsとの併用の有無、脱水の有無を確認し、外来で血中濃度を確認します[4]。リチウムの中毒症状は、軽度では悪心、口渇、手指の振戦、重度になると痙攣や乏尿、不整脈で死に至る危険があります。訪問看護では対象者の外来での検査結果を確認し、中毒症状がないかを観察し、異常があればすぐに主治医に報告します。

## 4 抗不安薬

　不安、落ち着かない、イライラするなど、一時的に不安定な状況になることがあります。そのような場合、抗不安薬を頓服として利用できます。1日のうち不安となる時間が長い場合は作用時間が長い薬剤に変更するなど、対象者と医師と話し合いをもち、使い方を決めていく必要があります。また、筋弛緩作用があるため、歩行に気をつけるよう、対象者に伝えます。

## 5 睡眠薬

　精神科訪問看護の対象では、睡眠薬を内服している対象者がほとんどです。高齢者の場合は特に、内服後のふらつきや転倒に注意が必要です。高齢でなくとも、就寝前の薬を飲んだ後は寝る準備を整え、外出をしないように伝えます。また、睡眠薬とアルコールとの併用で作用が増強してしまうため、併用しないように伝えます。また、対象者の不眠のタイプ（入眠困難なのか、睡眠継続が困難なのか、何時間眠れるのかな

ど）と睡眠薬の特徴が合うようにします。薬効が長すぎる場合、翌日に眠気が持ち越され注意力の低下が起こり危険です。一方で、眠れず自己判断で睡眠薬を追加服用することは危険であり、眠れないときに服用する頓服薬をあらかじめ処方してもらうことも検討できます。

**引用文献**
1）長嶺敬彦：抗精神病薬の「身体副作用」がわかる，p22, 46, 93, 医学書院，2006.
2）萱間真美・稲田俊也・稲垣中編集：服薬支援とケアプランに活かす非定型抗精神病薬Q&A，医学書院，2012.
3）辻脇邦彦：薬物療法と看護，日本精神科看護技術協会監：実践精神科看護テキスト＜基礎・専門基礎編＞改訂版，精神疾患／薬物療法，p124, 精神看護出版，2011.
4）浦部昌夫・島田和幸・川合眞一編：今日の治療薬―解説と便覧，p143, 814, 819, 南江堂，2014.

# 4 精神科訪問看護の実際

## 1 幻覚や妄想がある人の看護、陰性症状がある人の看護

　幻覚や妄想、陰性症状がある場合、それらの症状に日常生活が大きく左右されてしまうことがあります。一般的に、幻覚や妄想の背景には不安や孤独感があるといわれています。陰性症状も、対象者が望んで外界を遮断しているわけではありません。支援者は、対象者の不安や孤独感に寄り添いながら、現実的にはどのような日常生活上の困難を抱えているのか、人間関係への影響はどうかを十分にアセスメントし、必要な援助を見極めていくことが求められます。さらに、対象者が自分自身で対処する力を支え、それを伸ばせるようなかかわりが必要です。

　訪問看護では、幻覚や妄想、陰性症状がありながらも、その人らしく地域で生活するための支援を行いますが、食事や睡眠、休息がとれない場合、著しい低栄養状態や自傷他害行為に至る危険が高い場合などには、入院の検討も必要です。

## 1 幻覚や妄想がある人の看護

### 1 ■ 幻覚や妄想と不安

　対象者の多くは、幻覚や妄想に対して自分なりの付き合い方を工夫し、なんとか対処しながら日常生活を過ごしています。時には対処でき

ずに、症状が悪化してしまうことがあります。悪化時のパターンとして、不安や孤独感から幻覚や妄想が強くなり、幻覚や妄想により不安や孤独感がさらに強くなる、という悪循環が考えられます。

　支援者は、対象者の幻覚や妄想がその人の普段の様子と比べてどうなのかをアセスメントし、悪くなっている場合には、それ以上の悪化を防ぎ、改善することを目的に援助を行います。その際、対象者の不安や孤独感を軽減できるよう、安全で安心でき、リラックスできるかかわりが必要です。見張られていると言ってカーテンを閉め切っている場合には、支援者が窓側に座ることで安心できる場合もあります。部屋を変えることも工夫の一つです。「私がこちらに座ると少しは安心ですか」など、確認しながら方法をともに見つけていくことも大切です。訪問看護以外の他者に対しても、「そちらに座っていただけると安心なんだけど」と対象者が自分で頼むことができれば、安全で安心できる時間を増やすことができるからです。だれにいつ、どうして見張られるのか、といった内容を問う質問は避けたほうがよいでしょう。対象者を追い詰めることになるばかりか、妄想内容をさらに強固にしてしまいます。

## 2 ■ 日常生活上の困難への対処

　「この水には失明させる薬が混ぜられています」「24時間ずっとストーカーに狙われているので、服が脱げないんです」「おまえはデブだから食事を食べてはいけないと言われているので食べません」など、幻覚や妄想によって、それまではできていた日常生活動作が困難になることがあります。困難になっている日常生活動作に、いつもはどのように対処していたか、今回は何が助けになりそうかを話し合い、対処できそうなことを考えます。ペットボトルのお水ではどうか、一度沸騰させてはどうか、母親にドアの外にいてもらって更衣してはどうか、食事の時間をずらしてはどうか、など代替案を検討します。また、「心配なことがあるかもしれませんが、私が見守っているので、着替えませんか」と訪問

時の更衣を促すなど支援を行います。

### 3 ■ 他者との関係性への支援

それまで和やかに会話をしていたのに、突如難しい表情をして黙り込むことや、急に怒鳴ることがあります。相手に幻聴が聞こえた事情を伝えるのは難しく、理解を得られないままに周囲の人が離れていってしまった経験をもっている人は少なくありません。「友達がみんなで集まって自分の悪口を言っている」との思い込みから、友人と話ができなくなることもあります。このように、幻覚や妄想は、他者との関係性の維持にも影響を及ぼします。

支援者は、実際に自分がどのように感じるかを対象者に伝え、対象者の思いを引き出すよう促します。「急に黙ってしまったり怒ったりしたので、どうしたんだろう、何か悪いことを言ったのかなと心配になりました。よかったら、どうしたのか教えてもらえませんか」「私は最近元気がないあなたのことが心配だし、何か気がかりなことがあるなら言ってもらえるとうれしいです」などと声をかけていきます。自分に自信がなく、人付き合いに対する苦手意識が強いため、感情表出を促すことは容易ではありません。支援者は、焦らず根気よく声かけを行う必要があります。

## 2 陰性症状がある人の看護

### 1 ■ 対象者の理解

家で何をするでもなくぼーっと過ごし、部屋からほとんど出てくることができず、整容も乱れがちで、話しかけてもすぐに会話が途切れてしまうような状態が長く続くことがあります。このような、感情鈍麻、無気力、抑うつ状態など、本来あるべき意欲やいきいきとした感情がなくなってしまうものを陰性症状といいます。

陰性症状では、広範囲にわたって日常生活動作が障害されますが、障害される程度は人によってさまざまです。陰性症状によって、対象者は何をどの程度障害されているのか、丁寧にアセスメントすることが必要です。家族からも情報収集を行いますが、聞き方には工夫が必要です。毎日様子を見ている家族には、怠けている、できるのに何もしない、と感じられがちです。「食事があると、自分で食べているようですか」「声をかければお風呂に入れますか」など、できている点を見つけられるよう聞き方を工夫します。また、対象者がかつて関心をもっていた趣味は、意欲や自発性を引き出しやすいため、部屋の様子にも対象者への理解の手がかりがあることを意識して訪問します。

　なお、陰性症状と同じような状態は、薬物の副作用や、活発な幻覚妄想によっても起こります。薬物療法と副作用、幻覚妄想の有無、身体疾患の兆候など多角的に観察を行い、対象者に生じている現象を正しく理解することが必要です。

## 2 ともに過ごすことが支援

　陰性症状は、自己肯定感が著しく低下した結果、「これ以上傷つきたくない」とする無意識の防衛でもあると考えられています。急いで解決しようとすることは、対象者にとって脅威になりかねません。殻に閉じこもって何も感じずに過ごしているように見えても、対象者には支援者の存在がしっかりと認識されていますし、支援者の声かけも届いています。いきなり手を引いて外出を促すのではなく、まずはともに時間を過ごし、「私は安全な他者であり、あなたの望んでいることが知りたいのです」ということを、伝えていきます。何か月も、ともにいるだけの訪問が続くこともあるかもしれません。支援者側がそれを「うまくいかない」と感じてしまうと、対象者は「うまくできない自分」を無意識に責めてしまいます。実際には、他者とのかかわりは支援者だけに限られていることも少なくありませんので、ともに過ごすことは、できているこ

との一つだと考えられます。「今日も一緒に過ごすことができましたね」と返していくと、できていることの評価になり、自信につなげることができます。

## 3 ■ その人らしい「豊かさ」をめざす

　陰性症状がある人への看護では、対象者に人生の夢や希望を語ってもらい、目標をともに定めていくのは簡単なことではありません。一方で、日常生活動作は広範囲に障害されていて、支援者が解決したいと感じる問題は次々と目につきます。そのため、対象者の夢や希望よりも先に、「日常生活状況の改善」を目標にしてしまいがちです。

　その人がその人らしく、今より豊かな生活を送るための支援であることを、支援者が意識していることが必要です。そのためにも、「対象者が何に関心をもっているか」ということに関心を寄せます。「これがしたい」ということは難しくても、支援者の語りかけのなかで、気になる言葉には少し目が開くかもしれません。雑誌を眺めていて、飛行機のページを長く見ている場合には、「飛行機が好きなんですか」と声をかけて、様子をみます。もし「はい」と返答があれば、「好きなことを教えてもらってうれしいです」とまずは表出を評価します。いつか空港に飛行機を見に行く、その前に地域の図書館に飛行機の専門書を借りに行く、その前に少しずつ外出練習をする、というふうに、対象者と今何をめざして取り組んでいるのかを共有しておくとよいでしょう。そして、対象者のできていること、できるようになったことについては、言語で評価していくことが大切です。

### 参考文献
○ 坂田三允：症状別にみる精神科の看護ケア，中央法規出版，2007.
○ 萱間真美・野田文隆編：看護学テキスト NiCE 精神看護学こころ・からだ・かかわりのプラクティス，南江堂，2010.

# 2 うつ状態の人の看護、躁状態の人の看護

　対象者は、危機回避または休息の目的で一時的に入院環境を選択することもありますが、基本的には、自宅や共同住居に暮らす市民です。訪問看護師には、職業的な倫理観を保持し、対象者の強みを活かすことによってQOLを高めていこうとする姿勢が不可欠です。

## 1 アセスメントと診断

　対象者の状況を理解するために、素因、ストレッサー、徴候、対処の視点からアセスメントを深めます（表1-7）。徴候については、感情的・認知的・行動的・生理的な側面からとらえ、相互の関連性を検討します（表1-8）。対処については、医療・福祉の利用状況、家庭・地域・学校・職場・交友関係の状況、経済状況、生活状況などの側面からとらえ、対象者なりの工夫や強みについても意識的に見出すようにします。これらのアセスメントに基づいて、医学診断および看護診断について検討します。

### 表1-7　アセスメントの視点

| | |
|---|---|
| 素因 | 遺伝要因、器質的要因、生育環境、認知傾向、行動傾向 |
| ストレッサー | 身体疾患、薬剤、喪失体験、ライフイベント、社会的役割、生活環境、対人関係 |
| 徴候 | 感情的・認知的・行動的・生理的な徴候 |
| 対処 | 医療・福祉の利用状況、家庭・地域・学校・職場・交友関係の状況、経済状況、生活状況、工夫や強み（ストレングス） |

4.精神科訪問看護の実際

表1-8 うつ状態・躁状態にみられる徴候

| | うつ状態 | 躁状態 |
|---|---|---|
| 感情 | 憂うつ、怒り、不安、悲しみ、罪悪感、無力感、絶望感、孤独感、無価値観　など | 高揚感、多幸感、万能感、羞恥心や罪悪感の低下、批判への抵抗感　など |
| 認知 | 興味の喪失、思考力低下、自己破壊的思考、自己非難、厭世観　など | 誇大妄想、錯覚、観念奔逸、連合弛緩、注意散漫、判断力低下、危機の否認　など |
| 行動 | 動作緩慢、小声、涙もろさ、興奮、攻撃、過敏、依存、成績不振、身だしなみの不適切さ、社会的孤立　など | 多弁、大声、早口、過活動、攻撃、挑発、性的逸脱、身だしなみの不適切さ、人づきあいの積極性　など |
| 生理 | 痛み、倦怠感、疲労感、めまい、便秘、下痢、嘔気、嘔吐、不眠、食欲不振、過食、性機能障害、月経不順、易感染性　など | 睡眠欲求の低下、脱水、栄養不良、体重減少　など |

## 2 目標と計画

　急性期では生命と尊厳が守られ心身の苦痛が緩和されること、回復期では再燃が防がれリハビリテーションが促進されること、維持期では再発が防がれ社会的機能の回復が促進されることが、看護師としての重要な視点になります。一方、対象者自身が描く目標や希望は、歩んできた人生や価値観、生活状況によって十人十色であり、その時点では表面化していない潜在的な目標や希望もあります。

　療養生活の主体は対象者です。看護師は対象者の非言語的な表現にも着目し、潜在する対象者の目標や希望もとらえるように努めます。対象者と目標を共有し、他の専門職との連携も念頭において実際的な計画を練っていきます。

## 3 実施と評価

　対象者の生活の場に訪れることができる訪問看護師には、いわば地域

の精神保健医療福祉チームのメンバーとしての役割も期待されています。対象者の病状改善やQOL向上のために、地域のさまざまな専門職と連携することは有用です。普段から地域の専門職と交流し、いざというときに円滑に連携するための素地をつくっていきます。また、ケースを通してみえてきた連携上の課題についてよく検討し、より機能的な連携システムの構築に向けて積極的にかかわっていく姿勢も重要です。

## 1 ▪ 治療的関係を築く

　うつ状態の人は、人生への悲観や無価値観によって孤立しがちとなり、自閉や無反応などの防衛も働くため、看護師の働きかけに抵抗を示すことがあります。看護師は、「一進一退しながらも緩やかに回復していく」という見通しと希望を、対象者にわかりやすく穏やかに伝えます。ゆっくりと温かく話しかけ、十分に待ち、反応をしっかりと受け止めるようにします。対象者の反応が少ない状況でも、時間と場を共有し、支持的なかかわりを続けることによって、対象者との治療的な信頼関係が緩やかに構築されていきます。なお、看護師が対象者に同情し過剰な同一視に陥ると、専門職としての能力が損なわれ、結果的に対象者の回復を妨げることにもなりかねないため注意が必要です。

　躁状態の人は、気分変動、活動亢進などがみられ、集中力や判断力が低下し、操作的言動や試し行為などの防衛も働きます。このため、躁状態の人の言動は、かかわる人々に陰性感情を誘発することがあります。看護師が自身に陰性感情が生じていることを意識しないままでいると、治療的関係が機能しなくなります。看護師は、対象者が自身の自制心を強めていくことができるように援助していきたいという姿勢を示し、そのことを言語的にも温かく伝えていきます。

## 2 ▪ 感情の表出や行動のコントロールを支援する

　うつ状態の人は、自身の感情に気づき、表出することが難しくなりま

す。対象者が、不快で苦痛を伴う感情を抑制することなく、自ら気づき、言葉で表現できるように意図的に支援します。また、躁状態の人は、感情や行動をコントロールすることが難しくなります。看護師は、静かにゆっくり話し、刺激の少ない環境を整えることによって支援します。対象者が自分の行動をより適応的なものに変容させるために、アサーティブ・トレーニング、アンガー・マネジメント、リラクセーション・スキルなどの手法が有用となる場合があります。

## 3 ■ 自殺を防ぐ

うつ状態がみられる場合は、自殺の危険性についてのアセスメントを続けます（表1-9）。重度のうつ状態からの回復途上にあり、行動するエネルギーと機会をもてるようになった時期には、自殺行動の危険性が高まります。また、躁状態がみられる場合も、生命や尊厳が脅かされる可能性についてのアセスメントを続けます。急性の躁状態では、判断力が低下し、危険な行動をとる可能性が高まります。生命や尊厳が脅かされる可能性の高さに応じて支援体制を強化する必要があり、危機介入としての入院治療も選択肢の一つとなります。

**表1-9　自殺の危険性のアセスメント**

- 信頼をもって、自殺しないという約束を交わすことができるか
- 自殺を計画しているか
- 自殺の計画は、現実的・具体的なものであるか
- 自殺の計画は、致死率の高い手段（首吊、投身、一酸化炭素、銃など）によるものか
- 出奔する危険性はどの程度あるか
- 自殺念慮は持続的であるか
- 自殺企図の既往はあるか
- 自殺企図の既往は致死率の高い手段によるものであったか
- 現在の病的思考（非現実的思考、死への思考など）の頻度はどの程度あるか
- 看護師の問いに対する対象者の回答はどの程度信頼できるか

## 4 ■ 治療を支援する

　薬物療法、電気痙攣療法等の生物学的治療は、対象者の既往歴や現病歴を踏まえ、現在の生理学的検査結果、疾患の重症度、生命や尊厳が脅かされる危険性などを考慮して、個々に選択されます。生物学的治療の選択、実施、評価の過程においても、訪問看護師による情報収集やアセスメントが大変重要な役割を果たします。このため、生物学的治療に関する知識を広く備え、「気づく力」「チームに伝える力」を養うことが不可欠です。

　うつ病の薬物治療には、抗うつ薬、抗不安薬、抗精神病薬、睡眠薬などが用いられます。抗うつ薬は効果が現れるのに2～6週間を要するため、効果が現れる前に嘔気などの副作用を体験すると服用の自己中断につながることがあります。また、抗うつ薬を一定期間服用した後に、急激に減量または中断すると、めまい、嘔気、頭痛等の中断症候群を呈する場合があります。抗うつ薬にはいくつかの種類があり、現在の処方薬で効果がみられない場合でも、他の種類が効果を示す場合があります。薬の特徴や予想される副作用、困ったときの対処法などについて、理解しやすいように継続的に説明していく必要があります。

　重症で薬物療法の効果がみられないうつ病には、電気痙攣療法が適用となることがあります。季節性の気分障害などに高照度光療法が奏効することもあり、その他、反復性経頭蓋磁気刺激法、迷走神経刺激法、睡眠遮断療法等の身体療法も研究されています。

　躁うつ病の薬物療法では、炭酸リチウム、抗てんかん薬などの気分調整薬、非定型抗精神病薬などが用いられます。特に、炭酸リチウムや抗てんかん薬は、定期的に血中濃度をモニタリングし、有効治療濃度を維持する必要があります。薬物の血中濃度は、腎機能障害や脱水症状などにも影響を受けます。炭酸リチウムの血中濃度が上がり過ぎると、中毒の初期症状として、嘔気、食欲低下、意識低下、震え、ふらつき、発熱、発汗などがみられます。中毒症状のほかにも、個々の薬剤ごとに注

意すべき副作用があるため、検査結果や自覚症状のアセスメントを継続することが重要です。

　心理社会的治療として、認知療法、行動療法、社会技能訓練、心理教育などが適用となることもあります。訪問看護の場面でも、心理社会的治療の手法を取り入れたコミュニケーションを実践したり、治療の効果をとらえて肯定的にフィードバックをしたりすることによって、回復の促進をめざします。また、対象者が病気の経過や誘因について振り返り、年表（ライフチャート）を作成する試みを支援し、疾患とのつきあいへの洞察を深めることも有効です。訪問看護師は、対象者が疾患や障害について理解を深め、物事をより柔軟に考え、自身の強みを活かして暮らしていくことができるように、対象者の生活の場において支援していきます。

## 5 ■ セルフケアを支援する

　うつ状態や躁状態では、自身の健康や安全に配慮してセルフケアを行う能力が損なわれることがあります。過労や対人関係の悩みなど、主に環境的な要因によって心身の苦痛が高まっている場合は、休職や休学等の環境調整が必要になることもあります。

　食事の量や質が変化している場合は、身体症状、生理学的検査結果、体重、食生活、消費排泄量等の推移に関する情報を集め、必要な食事内容をアセスメントし、個々の生活状況や家事能力に合わせて、具体的な対処方法を検討します。

　うつ状態では、入眠困難、中途覚醒、早朝覚醒、熟眠感欠如、過眠、日中の眠気、昼夜逆転など、睡眠覚醒リズムの不安定さがみられます。躁状態では、睡眠時間が減り、活動量が亢進するため、休息と活動のバランスが崩れていきます。症状の悪化と睡眠覚醒リズムの乱れが、悪循環の関係となっている場合があります。対象者のエネルギーレベルに応じて、睡眠覚醒リズムを整えていけるように支援します。毎朝、決まっ

た時間に一度は起床し、カーテンを開けて太陽光を浴び、少しでもよいので朝食を摂ることから始めます。エネルギーレベルが回復するにつれて、少しずつ午前中に活動できるように支援しますが、活動の内容は、対象者本人にとって気楽なものであることが重要です。午後以降はできるだけ昼寝を避け、夜はできるだけカフェインや光刺激を避けて過ごし、早寝にこだわらず眠気がきたら入床するよう勧めます。

うつ状態や躁状態では、清潔や身だしなみ、住環境の衛生、生活に不可欠なものの購入や契約、身近な人とのつきあいなどについて、適切に判断して対処する能力が損なわれることがあります。対象者のエネルギーレベル、ADL、獲得している生活スキル、経済状態などを考慮し、対象者や家族と相談しながら、必要に応じて代行、手助け、声かけ、見守りなどを行っていきます。

**参考文献**
○ ゲイル.W.スチュアート，ミシェル.T.ラライア，安保寛明・宮本有紀監訳：精神科看護―原理と実践，原著第8版，p456〜498，エルゼビア・ジャパン，2007.

# 3 不安が強い人の看護、パニック発作がある人の看護

　不安になる能力は生きるうえで不可欠なものである一方、重度の不安やパニックの出現はQOLの低下につながります。不安の程度は、「予期不安」→「軽度の不安」→「中程度の不安」→「重度の不安」→「パニック」へと順に重症化します。看護師には、対象者の行動を観察することによって、対象者が経験している不安の程度を的確にアセスメントし、適切に対応する能力が求められます。

## 1 アセスメントと診断

　対象者の状況を理解し看護の方向性を検討するために、素因、ストレッサー、徴候、対処の視点からアセスメントを深めます（**表1-10**）。現れている徴候については、感情的・認知的・行動的・生理的な側面からとらえ、相互の関連性を検討します（**表1-11**）。不安は主観的な反応であるため、不安の程度について、対象者自身に1～10で表してもらうように促すことも有用です。対処については、医療・福祉の利用状況、家庭・地域・学校・職場・交友関係の状況、経済状況、生活状況などの側面からとらえ、対象者なりの工夫や強みについても意識的に見出すようにします。

表1-10 **アセスメントの視点**

| 素因 | 遺伝要因、器質的要因、生育環境、認知傾向、行動傾向 |
|---|---|
| ストレッサー | 身体疾患、薬剤、喪失体験、ライフイベント、社会的役割、生活環境、対人関係 |
| 徴候 | 感情的・認知的・行動的・生理的な徴候 |
| 対処 | 医療・福祉の利用状況、家庭・地域・学校・職場・交友関係の状況、経済状況、生活状況、工夫や強み |

表1-11 **不安にみられる徴候**

| 感情 | 苛立ち、焦り、心配、緊張、恐れ、驚き、失望 |
|---|---|
| 認知 | 注意力・集中力・判断力の低下、物忘れ、思考制止、混乱、客観性の喪失、コントロール喪失への恐れ、負傷や死への恐れ |
| 行動 | 不穏、早口、逃避、回避、警戒、協調性低下、ひきこもり |
| 生理 | 動悸、血圧上昇、脱力、失神、過呼吸、浅い呼吸、息切れ、胸部圧迫感、窒息感、咽喉頭違和感、食欲減退、腹部不快感、腹痛、嘔気、胸焼け、下痢、眼瞼痙攣、震え、硬直、顔がこわばる、そわそわする、歩き回る、ふらつき、頻尿、顔面紅潮、発汗 |

# 2 目標と計画

パニックや重度の不安がみられる場合は、安全を確保し不安の程度を低下させるという目標が優先されます。不安の程度が軽度から中程度である場合は、対象者自身が適応的な対処を習得したり強化したりできることを目標とします。

# 3 実施と評価

## 1 ■ パニックや深刻な不安がみられるとき

対象者の不安を緩和するために、安全な環境を整え、保護的かつ支持的に対応し、治療的な信頼関係を築くように努めます。言語的・非言語

的コミュニケーションを用いて、対象者の話をしっかりと受け止めていることを伝え、対象者のさまざまな感情について話し合ったり、対象者の疑問に答えたりしていきます。

**看護師自身の感情を認識する**　不安が深刻な人に接しているとき、相互作用から、看護師自身の不安も高まっていく可能性があります。看護師は、自身の不安の徴候に注意し、否定せず受け入れ、不安の理由を探索するようにします。そして、自身の感情と看護師としての役割を認識したうえで、対象者の不安に対応することができるように努めます。

**環境を修正する**　不安を緩和することができない場合は、パニックを起こし、コントロールを失う状態となる可能性が高まります。対象者に現れる徴候は、耐え難い不安や緊張から少しでも解放されようとする無意識の防衛や対処の結果であるということを理解しておく必要があります。重度の不安にある対象者に対して、対処行動を画一的に妨げたり、緊張や恐怖の対象に直面化させようとしたり、論理的に説得しようとしたりすることは適切ではありません。

　対象者の行動を直接的に制限するのではなく、不安が生じる状況をアセスメントし、その状況を修正するように工夫します。物理的な刺激や人間関係の刺激を減らすことによって、間接的に不適切な対処行動に限界を設定していきます。

　対象者にとって安楽でありリラックスをもたらすような身体的なアプローチが有効となる場合もあります。また、活動時間を増やすことは、不適応的な対処機制に費やされる時間を減少させる結果につながります。特に運動を取り入れた活動は、情緒的な解放をもたらし、関心が外に向けられ、不安の軽減につながることがあります。

**薬物療法を支援する**　不安障害の治療には、心理社会的療法や薬物療法が用いられます。薬物療法では、その病状に応じて、抗不安薬、抗うつ薬、抗精神病薬などが選択されます。薬物療法によって対象者が体験している苦痛を伴う症状をコントロールすることは、不安の基盤となって

いる葛藤に目を向けやすくなったり、心理社会的治療に取り組みやすくなったりすることにつながります。抗不安薬を用いる場合は、依存性、離脱症状、アルコールとの併用による重篤な鎮静反応などについて注意しながら、支援を続けていきます。

## 2 ■ 中程度の不安がみられるとき

不安が中程度に緩和された時期は、対象者自身が不安の原因を理解し、不安をコントロールするための新しい対処法を習得できることを目標とします。具体的には、不安を認識し洞察すること、適応的に対処することについて学んでいけるように支援します。

**疾患に関する学習を支援する**　対象者が、自分の不安を誘発したり増悪させたりするストレッサーについて、また、適応的な対処と不適応的な対処について、理解を深めることができるように支援します。不安自体は生存に必要な反応であるということや、薬物治療や心理社会的な治療によって回復可能な疾患であることについてあらためて気づくことは、対象者の自己コントロール感を取り戻すことにもつながります。

**不安を認識し洞察できるように支援する**　看護師は対象者との間に治療的な温かい信頼関係を築くように努めます。信頼関係を前提とし、不安の程度と行動を分析したうえで、対象者にとって葛藤のない話題から始め、徐々に葛藤の高い話題へ移していきます。「今、不安を感じていますか」などの問いかけを用いて、対象者が自身の不安を認識できるように支援します。対象者が反応するために十分な時間を待ち、表出を助けるように働きかけていきます。対象者の不安が急速に重症化するような徴候がみられた際には、葛藤のない話題に移せるように準備しておくことが重要です。

対象者が自身の不安を認識できるようになったら、次に、不安を誘発する原因や不安増大の兆しとなるような状況などについて考察することができるように支援します。これまで、対象者はどのように不安を緩和

してきたのか、どのような対処が効果的であったかについて対象者とともに検討することも重要な手がかりとなります。

**適応的な対処方法を強化する**　対象者がすでに適応的な対処も使っているようであれば、今後も適切なタイミングで用いることができるように支援します。一方、対象者が多用する対処が不適応的である場合は、生活に与える悪影響について、対象者自身が多角的にとらえることができるように働きかけます。

　対象者が認知行動療法などに取り組んでいる場合は、日常生活に現れている治療効果などをアセスメントし肯定的にフィードバックするとともに、訪問看護の場面でも、認知行動療法的な要素を取り入れたコミュニケーションを活用して強化していくことも重要です。

　また、呼吸法、筋弛緩法、自己統制法などのリラクセーション・スキルについて、対象者の習得を支援することも有用な場合があります。対象者が日常生活のなかで主体的に取り組むことができるスキルを習得することは、対象者の自己コントロール感を促進するうえでも重要な意味をもちます。

**参考文献**
○　ゲイル.W.スチュアート，ミシェル.T.ラライア，安保寛明・宮本有紀監訳：精神科看護―原理と実践，原著第8版，p359〜391，エルゼビア・ジャパン，2007.

# 4 操作性がある人の看護、衝動性が高い人の看護

## 1 操作性がある人の看護

### 1 ■ 操作性がある人と操作の特徴

　操作とは、「自分の欲求を満たすため、自分を有利にするために他者を自分の思い通りに利用すること」を指します。特に、依存したい・独占したい相手に対して、相手を支配し、相手が自分の面倒をみてくれるように仕向けようとします（操作は、次項の「依存」とも関係しています）。自傷行為や自殺をほのめかして相手にしがみつこうとする行動も、操作行動の一つです。一方で、そのような依存的な態度が、ある時手のひらを返したように攻撃に変わることがあり、支援者はその変化にもとまどい、振り回されてしまいます。対象者は意図して操ろうとしているわけではないのですが、このような方法では他者との間に健全な対人関係をつくり出すことは困難となります。

　一般的に操作性が問題になりやすいのは、パーソナリティ障害、特に境界性パーソナリティ障害の対象者です。このほか、気分障害、物質依存の対象者でも、操作的な行動がみられることがあります。操作的な言動をとりがちな対象者は、自尊心が低く、見捨てられ不安が強いことが特徴です。言葉にして表すことができない自分の感情体験を表現する方法として、操作行動をとってしまいます。相手にそのままの自分を受け入れられた経験に乏しいため、自分が率直に感情を表現しても相手に受け入れてもらえないに違いないという根強い不信感や不安が存在しています。操作的な言動の陰には、対象者の葛藤が潜んでいるのです。そのため、操作によって一時的に欲求を満たしても心は満たされず、不適応な行動が続くことになります。

## 2 ■ 操作性がある人の看護

　操作的な対象者への対応では、ボーダーラインシフトや、リミットセッティングという方法があります。市橋が考案したボーダーラインシフトの10か条[1]は、境界性パーソナリティ障害の入院治療における指針を表したものですが、**表1-12**ではそれを訪問看護に対応した内容に改変したものを示しました。また、リミットセッティングとは、対象者と支援者が協働して取り組むもので、あらかじめ話し合いにより約束事（できること・できないこと）を決めておき、それ以上の要求には対応しない方法です。訪問看護においても対象者と合意のうえで約束事を決めておくこともあります。ただしこれらの方法をとる際には、お互いの信頼関係もポイントとなります。操作行動をとる人はもともと対人関係に信頼感をもてないことが多く、また、自分のありのままの気持ちを言葉で相手に伝えることが非常に不得意です。こうした人々と治癒的な信頼関係を築いていくには、尊い存在として認めていること、見捨てることはないこと、ずっとそばにいること（物理的にという意味ではなく）をメッセージとして伝え、承認欲求を満たすようなかかわりをしなが

### 表1-12　操作性がある人への訪問看護における対応

1. 利用者の肩代わりをして何かしてあげてはいけない。
2. 利用者本人を含め、チームで話し合い約束事を取り決めておく。夜間は緊急事態を除いて対応せず、必要に応じ利用者自身が対応できるよう指示を与える。
3. ほどよい距離と冷静さを保って接する。自分なら利用者を変えられると過信せず、また利用者にいれあげてはならない。
4. 他のスタッフについての批判を真に受けてはならない。自分が利用者から憎まれても批判されてもそれは症状と受け止め、反応してはならない。
5. 起こしたことの責任は利用者自身に取らせること。
6. 良い行動に対しては評価しことばで伝える。
7. 普段から支援者同士が互いに情報を密に交換すること。
8. 自殺企図などの深刻な行動化が起こっても、過剰な反応をしてはならない。たじろいだり、逆に問い詰めたり批判したりしない。
9. 利用者の冗談やユーモアの才能を引き出すこと。
10. 待つこと、我慢させることが身につけられるよう支える。

市橋秀夫：境界性人格障害の治療技法, 精神科治療学, (13)増刊号, p110, 1998. を一部改変

ら、操作行動が繰り返されたとしても辛抱強く変化を待ちます。

　また、操作性が高い人の支援において問題になることの一つに、支援者間のスプリッティング（分裂）があります。操作性が高い人は支援者に対して「よい支援者・悪い支援者」と決めつけ、悪い支援者の批判をしチーム内で相争うように仕向けます。そのため、対象者の言動に振り回されないように、チームで情報を密に交換し、一貫した態度を示すことが必要になります。

　操作されないことも大事ですが、支援者として対象者の心の苦しみの理解は常に考えておく必要があるでしょう。

# 2 衝動性が高い人の看護

## 1 ■ 衝動性とは

　昨今、「キレやすい」人が増えたと感じている人も多いのではないでしょうか。周囲からは理解できないような些細なきっかけが危険な行動や乱暴な行動につながる、いわゆる「キレやすさ」には、衝動性が関係しています。

　衝動とは、「本能的な欲求が本人の意識とは無関係にストレートに表れてしまう、意思によってコントロールが困難な欲求」のことをいいます。主に空腹や性的欲求、攻撃・防衛欲求に対応した衝動が、自傷ないしは他害などの危険な行動として出現したものが衝動行為です。衝動性の高さには、欲求不満の耐性の低さと、抑制力（コントロール力）の欠如、という要素が関連していると考えられます。

## 2 ■ 衝動性が高い人の特徴

　衝動性が高い人は、理性での抑制なしに突発的に逸脱・危険行動に出てしまう傾向が強く、対象者にも周囲にも事前に予測して防ぐことが困難です。認知機能とも関連して、改善のための働きかけにも効果が現れ

にくく、いったん落ち着いたように見えても、また繰り返されることが多くあります。支援者にとっても、衝動行為あるいは衝動性が高い対象者はかかわりをもつことがとても難しいうえに、「困らされる」相手として不安感、嫌悪感、無力感などの陰性感情を抱きやすくなります。このように逸脱・危険行動が繰り返されてしまうことで、対応の難しさから資源の利用を断られたり継続が困難であるなど、地域社会で生活するうえでハンデを負ってしまうことも多いといえます。

精神疾患との関係では、統合失調症、気分障害、パーソナリティ障害、物質関連障害、強迫性障害、摂食障害、発達遅滞、器質性疾患（てんかんなど）などの疾患で、衝動行為が見受けられます。

## 3 ■ 衝動性が高い人の看護

衝動性の強い人には、どのような支援が必要でしょうか。何が引き金になるかわからないので腫物に触るように当たり障りのない接し方でやり過ごす、それでは対象者との距離は縮まらず、状況は変わりません。衝動性が高い人で問題になるのは、その人個人ではなく「衝動行為」です。普段から、一般的に受け入れられる行為、受け入れられない行為について伝え、理解を促すことも必要ですし、冒頭でも述べたような、欲求不満の耐性の低さ、コントロール力の乏しさ、という二つの要素について理解し、対象者がそれらを少しずつ改善または獲得、強化していけるようにかかわる必要があります。

コントロール力を身につけるための支援の一つとして、衝動行為が生じた後、対象者が落ち着きを取り戻してから行動の結果を認識し、評価できるような働きかけも有効です（**表1-13**）。その時の状況、行動の内容、行動前後の気持ちなどを対象者と一緒に振り返り、考えた内容を対象者に紙に書いてもらい、適宜振り返りや行動修正ができるように支援します。

加えて、このような対象者に接する際の、支援者側の態度や姿勢につ

> **表1-13　衝動コントロールを獲得するための支援**
>
> 1. 自分が取った行動によって満足する結果が得られたのか、得られなかったのかを明確にする。
> 2. その行動をとった時の状況、気持ちについて振り返ってことばにしてみる。
> 3. 満足できる結果を得るためには他にどんな行動があるのかを考える。
> 4. 行為を予防するには支援者のどのような援助が役立ちそうかを考える。
> 5. いらいらした時、落ち着かない時などに取る対処行動（深呼吸する、トイレに行く、楽しいことを考える、等）を考える。
> 6. 考えた内容をその後の生活の中で試し、やってみてどうだったかを振り返り、修正・強化する。

いても考える必要があります。支援者側にそんなつもりがなくても、対象者側には歪んだネガティブなメッセージとして受け取られることもあります。対象者を従わせようとしていないか、議論し争ってしまっていないか、対象者の頑張りを軽視していないか、約束をやぶっていないか、など、支援者自身の言動についても、時々振り返ってみることも必要ではないでしょうか。

　状態の危険度（自傷・他害）によっては、入院治療が必要な場合もあり、支援者には観察と緊急対応の判断力が必要になります。主治医とも、どのような症状が出たら入院、など対応方法について話し合っておくとよいかもしれません。

　衝動や誘惑に抵抗できず、我慢できないこと、衝動性を押さえられないことは社会性を失う可能性にもつながります。「我慢」が困難な人は、他者とトラブルを起こしやすく、孤立しがちです。私たちはそのことに配慮しながら、支援していく必要があります。

**引用文献**
1) 市橋秀夫：境界性人格障害の治療技法, 精神科治療学, (13)増刊号, p105〜110, 1998.

**参考文献**
○ 林直樹監：リストカット・自傷行為のことがよくわかる本, 講談社, 2008.
○ 坂田三允他：精神看護エクスペール20　衝動性と精神看護, 中山書店, 2007.

# 5 依存傾向がある人の看護、物質依存の人の看護、水中毒の人の看護

## 1 依存傾向がある人の看護

### 1 ■ 対人依存

　私たちは日々、自分以外の誰かとかかわり合いながら生活を営んでいます。そのため、対人関係は私たちの生活において必要不可欠のもので、生活のありようにも大きく影響を及ぼします。対象者と支援者の関係も当然その一部ですが、そうした対人関係のなかで問題となる性質の一つに「対人依存」があります。対人依存とは、「自分の存在や生活を保つために、自分以外の誰かに頼ろうとする性質であり状態」を指します。

　従来、依存は自立と対極にあるものとして、否定的にとらえられる傾向があります。しかし人間は発達の過程で、必ず誰かに依存する経験をしながら、それを受け止めてもらうことで自立する力を育み、また、他者との信頼関係を築く力を身につけていきます。つまり、健康な範囲の依存欲求、救援行動は、むしろ自我を強化したり適応性を高めるという発達過程においては必要なものなのです。一方で、精神科で対人依存がたびたび問題になるのは、その依存・救援行動の方法が、「自分自身で問題解決をするために他者の援助を求める」という能動性に基づくものではなく、「世話をしてもらいたい、しがみつきたい」という受動的な性質が強いからだと考えられます。

### 2 ■ 依存と攻撃

　依存傾向が強い人では、その多くで攻撃性も見受けられます。相手に自分の期待する行動をとってもらえないと、「～してくれない」と相手

を非難し、怒りの感情が湧いてきます。攻撃が自分の外（家族や支援者など身近な人）に向かうこともあれば、自傷行為などでその人自身に向けられることもあります。パーソナリティ障害や統合失調症、発達障害の対象者などに多くみられるほか、うつ病や物質依存の対象者でもよくみられます。これは、誰かに甘えたい、助けてほしいという欲求を抑圧し適切に頼ることができないために、ある時それが爆発し、自傷あるいは暴言・暴力という形で表れてしまうのです。このことを理解しておくと、支援時に対象者に攻撃を向けられた際に、「助けてほしいと思っているのだ」と受け止めることができ、何に困っているのか、一緒に考えていくきっかけにすることができます（もちろん攻撃のすべてが依存の表れではありません）。

### 3 ● 依存傾向がある人の看護

依存傾向がある人は、その根底に保護的・支持的な関係を得たいという強い思いを慢性的に抱いています[1]。これは、他者と安定した信頼関係を築いた経験に乏しいことが影響しています。そのため依存を表す対象者に対しては、支援者との関係性のなかで基本的信頼感を形成し、適切な対人関係のとり方を学習できるようなかかわりが必要となります。支援者は、対象者に十分に関心を向け、訴えをよく聞き、「いつも気にかけている」というメッセージを伝え、尊重するという姿勢で接することが大切になります。

## 2 物質依存の人の看護

近年、社会のありようの変化に伴い、物質依存の患者（治療していない潜在的な患者も含む）は非常に多くなってきており、社会全体として取り組むべき問題となっています。未治療の物質依存患者は主に行政保健師の支援対象であり、訪問看護では入院治療後、もしくは通院治療中

の、いかに治療を継続し、断酒・断薬を継続していくか、といった対象者への支援が主となります。

## 1 ■ アルコール依存

アルコール依存の治療は断酒しかありません。ですが、入院により一旦断酒できたとしても、退院後もそれを継続できる人は非常に少ないことがわかっています。つまり、アルコール依存症の対象者は、入院中よりむしろ退院後の生活で再飲酒が可能になってからの支持的なケア（訪問看護）が重要になるといえます。

また、アルコール依存症の対象者は、他の精神障害（気分障害、統合失調症やパーソナリティ障害など）を併発している場合も多くあります。さらに、長年の飲酒により、肝機能の低下や肝疾患、糖尿病や高血圧、といった身体合併症や、アルコール性の認知症などのアルコール関連精神障害を抱えている例も多くみられます。そのため、そうした他の精神・身体疾患の病状観察も重要となります。

加えて、家族がいる場合には家族へのかかわりも必要です。アルコール依存症者を抱える家族は共依存関係にあり、対象者本人からの要求に応じ結果的に家族が再飲酒を助けてしまうこともあります。また、子どもたちも親から虐待を受けていたり、夫婦喧嘩が絶えない環境などで十分に愛情を受けられずに育ち、心に傷をもったまま大人になり、アダルトチルドレンとして生きにくさを抱え、将来依存症になってしまう例も多くあります（世代間連鎖）。訪問看護師は家族にかかわる機会も多いため、家族の様子も観察しながら、行政保健師とも連携し世帯全体を見守り支える必要があるのです。

## 2 ■ 薬物依存

アルコール依存同様に、薬物依存症者の治療においても依存状態からの離脱が最大の目標となります。幻覚・妄想といった強い精神症状、身

体症状を入院治療にて改善した後、退院後の地域生活では、いかに薬物の再使用を防ぐかが治療目標となります。しかし、訪問看護でかかわれる内容には限界があります。訪問看護師として実施すべきことは、まずは安全を保つことです。生活状況を観察し、急性中毒時にはすぐに治療を受けられるよう、あらかじめ主治医や保健所、警察との連携をとっておくとよいでしょう。

## 3 ■ 物質依存の人の看護

　依存症では、対象者に断酒・断薬の強い意志があったとしても、スリップ（再摂取）してしまうことが多くあります。しかし地域生活において、支援者が病院内での看護のように、対象者の生活や行動を常に把握することはまず不可能です。訪問看護では、まずは対象者の安全を保つこと、変化に直ちに気づくこと、セルフケアの不足がある場合にはその部分を支援することをしながら、対象者が治療を継続できるよう見守り支えます。支援者は、対象者が物質依存に至ってしまう心理的・社会的な背景や自己評価が低くなる状況があることを十分に理解し、その状況を改善する方法を一緒に考えたり、断酒会やAA、ダルクなどの中間施設への参加を勧めたり、就労支援を行うなど対象者が社会復帰に取り組めるための環境を整えながら、対象者自身が新たな自己像を描いていけるよう支えることが必要となります。

　また、支援者は、自分が何とかしなければ、やめさせなければ、といった思いが強く、対象者の生活・行動を管理しようとしたり、過度な期待を持ってしまいがちです。しかしそれは対象者にとっても心理的に負担になり、再摂取してしまった場合に看護師側の無力感から対象者の回復を見限ってしまうことにもつながりかねません。断酒・断薬を継続していくためには根気が必要です。支援過程において、再摂取により訪問・治療が中断したり、連絡がつかなくなることもあります。そのようなときは、電話をしたりメモを残したりしながら、対象者のことを気に

かけている、というメッセージを伝え、待つしかありません。また、アルコール・薬物依存の問題を抱える人の多くは、家族問題や人間関係、仕事上でのトラブルや借金など、複雑な問題を抱えていることも多く、こうした点でも訪問看護師が一人でかかわるには限界があります。看護師一人で抱えようとせず、より多くの支援者・機関と看護師自身がつながり、対象者を支える基盤づくりをすることが重要になります。

## 3 水中毒の人の看護

### 1 ■ 多飲症・水中毒

　精神疾患の対象者のなかには、水分を過剰に摂取する様子がみられることがあります。飲水量が多いだけでは問題になりませんが、一定のレベルを超えると、多飲症・水中毒を疑い、注意する必要があります。多飲症と水中毒は混同されがちですが、多飲症は「飲水に関するセルフケア能力が低下しているために、体重が著明に増加するほどの飲水をしてしまうことであり、過剰な水分摂取により日常の生活にさまざまな支障をきたすこと」[2]を指し、慣習的に1日3リットル以上の水分を摂取する患者のことを指すと定義されています[3]。しかし理論的には健康な成人では1日20リットルの水分を摂取しても排泄が可能であり、多飲症の診断には摂取量だけでなく関連する因子（行動や体重変動、症状等）を指標として用いることが一般的です。一方で、水中毒は、「多飲症により誘発されるもので、排泄速度を上回る摂取のため体内に大量の水分が貯留し、低浸透圧血症、低ナトリウム血症が惹起されさまざまな症状が出現した状態」のことをいいます。多飲症と水中毒の症状の違いは、図1-2のとおりですので参照してください。

　水中毒を呈するような重症多飲症が発症する要因については、精神障害との関連や精神症状との関連、抗精神病薬の副作用、脳の器質的な要因等、さまざまな議論があるものの、未だ確定的な要因は明らかにされ

### 図1-2　多飲症と水中毒の症状（観察ポイント）

| 多飲症の症状 | 水の飲みすぎ（消化器症状） | 水の貯留 | 慢性化に伴う合併症 |
|---|---|---|---|
| 過剰な水分摂取によりもたらされる症状 | ・悪心<br>・嘔吐<br>・めまい<br>・胸やけ<br>・胃もたれ | ・むくみ<br>・頻尿、夜尿、尿失禁<br>・下痢<br>・高血圧<br>・血液の希釈 | ・巨大膀胱<br>・無力性膀胱尿管の拡張<br>・水腎症腎不全<br>・骨粗鬆症<br>・うっ血性心不全 |

| 水中毒の症状 | 精神症状 | 神経症状 | 合併症 |
|---|---|---|---|
| 希釈性の低ナトリウム血症によりもたらされる症状 | ・イライラ<br>・ぼんやり<br>・怒りっぽい<br>・幻聴など精神症状の悪化 | ・ふらつき・頭痛<br>・手足のふるえ<br>・失調状態<br>・不随意運動<br>・脱力感・無気力<br>・もうろう状態<br>・けいれん<br>・意識障害<br>・昏睡 | ・肺炎（水分の誤嚥）<br>・肺水腫<br>・横紋筋融解症<br>・急性腎不全<br>・敗血症<br>・DIC（播種性血管内凝固症候群）<br>・ARDS（急性呼吸不全） |

川上宏人編：多飲症・水中毒, p21, 医学書院, 2010.

てはいません。しかし、不安や緊張等の不快な感情から逃れるための行為、満たされない欲求の代償行為としての飲水行動が、繰り返され強化されていった結果、自己のコントロールが効かなくなってしまうというプロセス依存（行為依存）の側面も、重大な要因の一つだと考えられます。

## 2 ■ 多飲症・水中毒の人の看護

多飲症は入院患者では20％前後に存在すると指摘されており[3)4)]、決してまれな病態ではありません。訪問看護の場面でも、早期に発見し、重篤な状態への移行を予防することが必要です。在宅での生活では日常起こるさまざまな問題や困難に対象者自身で対峙していかなければならず、ストレスフルな環境でもあります。心理的負担感から多飲症・水中毒が誘発されないよう、支援者は対象者の困難を緩和する方法を一

緒に考え、また、意識の焦点が次第に飲水行為から離れていくよう支援する必要があります。対人依存や物質依存の場合もそうですが、依存がある対象者に対しては支援者側の怒りや無力感が刺激されやすく、支援者は対象者の行動を管理しようとしてしまいがちです。行動制限や飲水制限は、対象者の心理的負担感を増すだけでなく、対象者と支援者の信頼関係の構築といった点からも非効果的であるといえます。

また、問題となるのは、過剰な水分摂取そのものよりも、それにより引き起こされるさまざまな生活上の支障と、低ナトリウム血症による諸症状です。訪問看護では入院生活と異なり、飲水行動を管理することは困難ですが、予防・早期発見のために普段のかかわりから対象者の飲水行動の様子や、身体症状の有無、程度を観察し、多飲症・水中毒の可能性について把握に努めることが大切です。適宜、対象者に1日の食事量や水分量を記録してもらうことも、多飲傾向を把握する一つの方法です。多飲症の可能性がある対象者が、いつもと違いぼんやりしていたりイライラした様子がみられるようなときには、急性の水中毒を疑うことも必要です。可能性がある対象者に関しては、普段から主治医と情報を共有し、対応方法について検討しておくとよいでしょう。

**引用文献**
1) 福岡欣治：他者依存性と心理的苦痛の関係に及ぼすソーシャル・サポートの影響，対人社会心理学研究，3，p9～14，2003．
2) 川上宏人編：多飲症・水中毒，p18～20，医学書院，2010．
3) De Leon J.,et al.: Polydipsia and water intoxication in psychiatric patients: a review of the epidemiological literature, Biological Psychiatry, 35(6), 408-419, 1994.
4) 小山田静江：精神科患者における多飲の臨床的研究，精神医学，40(6)，p613～618，1998．

**参考文献**
○ 西川隆蔵：対人依存行動の研究──対人依存の自己制御と自己意識、ソーシャルスキル、及び対人適応感との関係の検討，人間文化学部研究年報，5，p1～9，2003．
○ 高橋恵子：依存性の発達的研究2，教育心理学研究，16，p216～226，1968．
○ 吉浜文洋編：水中毒・多飲症患者へのケアの展開　取り締まりから患者参加のケアへ，精神看護出版，2010．

# 6 拒食傾向がある人の看護、過食傾向がある人の看護

　拒食や過食の問題を抱えている人への看護では、対象者の回復したい気持ちを支えることが重要になってきます。この問題を抱える人にとって、回復したい気持ちをいつも強く持ち続けることは難しいものです。また、支援者にとっても、対象者の回復したい気持ちを信じ続けることは難しいものになります。先週の訪問終了時には、「この1週間頑張って規則正しく食べます」と言っていたのに、次の訪問時の確認では何も変わっていない、と肩を落としたくなることもあるかもしれません。そのことに誰よりがっかりしているのは対象者であることを忘れずに、根気よく支援を続けることが求められます。

## 1 困りごとの共有と目標の設定、目標達成に向けた取り組みへの支援

### 1 ■ 拒食傾向がある人の場合

　拒食傾向がある人の場合、自分が痩せていることや病気であることを認められず、治療や看護援助を拒否しがちです。そのため、心配した家族に懇願されて最初の受診を行うことも多くあります。訪問看護を受け入れている場合は、それがどのような問題であると自覚しているにせよ、少なくとも、「自分には看護援助が必要だ」と感じているといえますから、まずは支援者と困りごとを確認し合うことができます。「手足が冷たくて困っている」「イライラしやすい」「完璧な結果が出せない」など、一見食事や体型とは関係のない問題が語られることがありますが、支援者は、さまざまな要因が複雑に絡み合って症状が出ていることを念頭に置き、一つひとつの困りごとについて焦らずに耳を傾ける必要

があります。心理的な側面への支援を行ううちに、食事行動が変化することもあります。また、対象者の困りごとに寄り添うことで、信頼関係を築いていくことにもつながります。「少しでも食べると太ってしまうから怖い」といった、食事に関する困りごとが語られた場合には、1日100kcalでもよいから食べることから始めるなど、極端な認知を少しずつ修正するための計画を立てることも助けになります。明らかに痩せているのに、「太っていて困る」と語られる場合、対象者にとっては事実なのですからことさらに「そんなことないですよ、むしろ痩せすぎていますよ」と説得することは効果がありません。太っていることがどうして困ることにつながるのか、そう考える背景についてじっくり聞いていくことが必要です。

　対象者の言葉を用いて目標設定していきますが、実際には高すぎる目標を設定してしまうことも少なくありません。「1日3食、母と一緒に、同じ食事を摂る」などです。最初から取り組むには高すぎると支援者が感じる場合には、それを最終目標にし、「1日1食は、母と一緒の時間帯に、母が食べているうちの1品を食べる」など小目標を、対象者とともに考えていくとよいでしょう。そして、到達できた場合には自分自身で肯定的な評価ができるよう繰り返し言葉かけを行います。

## 2 ■ 過食傾向がある人の場合

　過食傾向がある人の多くは、自らの過食行動をどうにかやめたいと思っています。自宅では食べることも吐くことも自由ですから、過食を我慢することは容易ではありません。「食べたい衝動が抑えられない」「明日からは絶対に過食しないと決めたのに」と落ち込み、自己嫌悪や無力感を感じています。過食行動と同時に、こうした自己否定的な感情についても共有したうえで、支援者は「あなたが一人で頑張るのではなく、私たちも一緒に問題に取り組みます」という姿勢を保つことが必要です。

具体的には、生活リズムを整える取り組みや、過食や嘔吐について記録してもらうなど、対象者とできそうなことを決めていきます。過食そのものをコントロールすることは難しいですが、生活リズムならコントロールできるかもしれません。また、症状の記録をすると、自分自身で過食の傾向について正確に把握できるようになってきます。「いつもいつもたくさん食べ過ぎて、お金も全部使ってしまって」と、現実以上にできていないこととして感じられていたことも、「朝は食べずに過ごせた」「あまりお金を使わない日もあった」など、部分的にでもできていることを、対象者が自分で見つけられるようになります。支援者は、対象者が自分で見つけられるよう支援し、さらに、できていることについて、自分を評価することが大切であることを伝えます。

　過食しそうになったときの対策について考えておくことも勧めます。友達に電話をしてお喋りをする、ゆっくり歯磨きをするなど、自分に合う方法を探していきます。症状の記録と合わせて、対策を記録しておくのもよいでしょう。過食が我慢できた／できなかった、ではなく、あくまでその対策案が自分に合う／合わない、という評価にします。

　支援を行ううえで十分に注意しなければならないことは、過食傾向がある人に特徴的な性格です。元来自分で物事を決めることはあまり得意ではありません。ただ、決められたことは完璧にやりこなしたいと考えています。また、他者からの評価が常に気になります。つまり、症状を記録することを対象者と決めたつもりでも、実際には支援者の期待に応えているだけのことがあります。さらに、「期待通りに完璧にできなかった」と落ち込み、支援者に打ち明けられないこともあるでしょう。取り組む事柄を決める際には、いくつか情報を提供したなかで選んでもらうなど、対象者の意思決定を最大限引き出せる方法を考える必要があります。

第1章　基礎知識

4.精神科訪問看護の実際

## 2 緊急時の対応

　対象者の回復したい気持ちに寄り添っていながらも、常に緊急事態への備えは必要です。訪問開始時、こういう状態になったら入院しましょう、など危機について話し合っておくことも必要です。

　生命に危険があると判断される場合には、対象者が拒否的であっても入院治療を開始せざるをえません。意識障害、歩けなくなるほどの衰弱など訪問時に観察で気づける場合もあれば、血液検査を行うことで電解質異常や血球減少が発見される場合もあります。また、強い抑うつ気分を併発し自殺企図の可能性が高い場合にも入院が必要になります。

## 3 家族への支援

　訪問看護では、家族とかかわる機会も少なくありません。拒食傾向がある人、過食傾向がある人の家族は、対象者の痩せや食行動を気にかけ、対象者の言動に一喜一憂する日々に疲弊しています。また、「自分たちの育て方が悪かったのだ」と自責の念にかられていることもあります。だからこそ、自分たちが何とか解決しなければと過度に干渉してしまいがちです。

　家族の自責の念や今後への不安といった感情を受け止めながら、必要で適切な情報を提供します。対象者の「食行動」については治療者に任せて適度に目を離すことで、家族のなかでの緊張感が和らぐこと、家族は家族自身の生活を守り、落ち着いた健康的な生活を送ることで、対象者の回復に向けた環境を整えることを伝えます。

　家族の動揺が強く、家族への支援が別途必要だと判断される場合には、複数訪問を行う、家族会の情報を提供するなど、対象者への支援と区別していくことが必要です。

## 4 周囲の支援者との協力

　拒食や過食傾向がある人の言動は、理解や対応が難しいと感じることが多く、支援者として一対一でかかわることが心理的に大きな負担となることがあります。担当看護師として一人で頑張ろうとするのではなく、身近な支援者と積極的にコミュニケーションを取りながら支援を続けていくことが大切です。摂食障害を専門とする治療者は、日本ではまだまだ不足しているといわれています。主治医が摂食障害に対して専門ではないこともあるかもしれません。栄養状態や身体機能の問題は内科の主治医に、精神的な問題は精神科の主治医や心理カウンセラーに、というような役割分担を行ったチームでの医療アプローチも考えられます。

## 5 再発の予防

　体重が正常体重範囲内に保たれ、日々の食生活が規則正しくなり、痩せによるさまざまな体の症状が改善してくると、拒食または過食の傾向はよくなったと考えられます。ただし、強いストレスがかかり再発してしまうことがあります。支援者は、再発する可能性があることを対象者と家族に伝え、再発を予防するためにどのような生活を送ればよいのか、再発の危険が高まっているときにどう対処すればよいのかを、一緒に話し合います。

　訪問看護の終了が再発のきっかけになることもありますので、終了についても十分に話し合いをし、段階的に関係性を終結していくことが必要になります。

**参考文献**
○　西園マーハ文：摂食障害のセルフヘルプ援助　患者の力を生かすアプローチ，医学書院，2010.
○　「摂食障害治療ガイドライン」作成委員会編：摂食障害治療ガイドライン，医学書院，2012.

# 7 身体合併症がある人の看護

## 1 がん・腎不全・呼吸不全

### 1 ■ 概要

　がんは、疼痛、倦怠感、食欲不振、不安、抑うつなどを主としながら部位や進行度によって多彩な症状を示します。治療は、手術療法、薬物療法、放射線療法などがあり、その人に合わせた方法が提案されています。また、我が国では最も多い死因であることから、発病や再発の告知を受けた場合には対象者も家族も大きな衝撃を受けます。

　腎不全は、さまざまな原因から起こる腎機能障害で、急性腎不全と慢性腎不全があります。治療は、腎不全の程度によって薬物療法、食事療法、透析療法などが行われます。

　呼吸不全は、さまざまな理由から呼吸機能が低下し、体内の酸素が不十分である状態です。肺炎などに続発して起こる急性呼吸不全と慢性閉塞性肺疾患などの慢性呼吸不全があり、程度によって在宅酸素療法や在宅人工呼吸が導入されることもあります。呼吸は生命に直結した活動であることから、呼吸困難は大きな不安をもたらします。

### 2 ■ 看護

　訪問看護では、今対象者が感じている生活のしづらさに直接働きかけ、さらに今ある能力を維持、向上できるように働きかけます。疼痛に対しては体位の工夫を考えたり、マッサージを行ったりします。倦怠感に対してリラクセーションを行ったり、腎機能の低下に対しては食事制限を行ったりする場合もあります。呼吸機能の低下に対して呼吸筋トレーニングや、呼吸器感染症予防のための口腔ケアを行うこともあります。また、家族による吸引や機器の使用が安全であるかなどの助言を

行ったりします。

　がん・腎不全・呼吸不全の悪化時や末期には、それを原因として精神症状が悪化し、せん妄なども起こりやすくなります。特に身体的な治療や処置は侵襲が強く、痛みや倦怠感、呼吸困難は恐怖感を増強させ、被害妄想を出現させたりします。毎回の訪問では、身体疾患の病期、症状、治療、制限などから、精神症状が悪化するような誘因、原因がないか確認します。特に、高齢者の場合はせん妄に至りやすい環境や、薬剤の相互作用などに注意が必要です。

　支援者は、呈している症状の原因を探り、どこから介入できるのか見極めます。安易に精神症状と決めつけず、フィジカルアセスメントなどを用いて客観的に状態を把握します。丁寧に身体症状に対応し、直接的なケアを通して安楽な時間を提供することは対象者の信頼を得ることにもつながります。逆に、対象者は抗精神病薬を内服しているために痛みの閾値が上がり、適切に症状を知覚できなかったり、精神疾患の影響により適切に表出できなかったりすることも念頭においておきます。

　精神疾患も含め、がん・腎不全・呼吸不全をもった人は長期間の医療的介入が必要となり、日常生活への影響や制限も増えます。しかし、生活上の制限には応えることが難しい場合もあります。例えば食事制限が必要なとき、精神疾患による認知障害などの影響による場合もありますが、抗精神病薬の副作用によって代謝系に異常をきたしたり、食事の嗜好に影響を及ぼすこともあります。できない理由を探りながらも、無理のない範囲で食事内容をノートにつけてもらったりして、小さくてもできたところを一緒に共有していきます。一方で、がんの手術によって自分の身体の一部を失う体験をしたり、人工呼吸器を使用することによって自分で呼吸するという機能を手放したりするような喪失の体験を経る人と出会うこともあります。支援者は、対象者が新たな自己の人生を再編する過程に向き合い、その意思決定過程に立ち会うこともあります。人は誰でも尊厳をもち、自身の希望を優先する権利があります。特に長

年、精神疾患をもつ人は、自身の意思決定権を正当に受けられなかった歴史もあります。支援者は、対象者が少しでも疾患を理解し、受け入れられるように丁寧に寄り添い、さらに疾患の増悪や進行を防ぐような対処能力を得てその人らしい人生が歩めるように支援します。

## 3 ■ 支援者への支援

　対象者を近くで支える家族も、支援の対象です。疾患を抱えた対象者を前にしては自身の苦痛を表現できない場合もあるため、常に労う姿勢が必要です。対象者に何ができるか困っている場合もあるため、ともにケアを行うこともよいでしょう。もちろん、精神科訪問看護で行えることには限りもあり、支援者へのストレスもかかります。一人で抱え込むのではなく、医療機関、社会資源との連携を図りながらそれぞれの役割分担を明確にしていくとよいでしょう。

　病院では、2012（平成24）年度の診療報酬改定において、精神科リエゾンチーム加算が新設されるなど身体疾患と精神症状のつながりに対してチームでアプローチする動きがありますが、地域における精神疾患と身体合併症をもつ人の支援についてはまだ模索中であるのが現状です。まずは危機の時の報告、相談ルートはきちんと決めておき、一回一回の訪問時に、対象者・家族が少しでも安楽な時間をもってもらえるよう支援していきます。

**参考文献**
- 日野原重明・宮岡等監：脳とこころのプライマリケア3　こころと身体の相互作用，シナジー，2013.
- 田村恵子編：がんの症状緩和ベストナーシング，Gakken，2010.

# 2 メタボリックシンドローム

メタボリックシンドローム（以下、MS）とは、内臓肥満、インスリン抵抗性を基盤とした脂質代謝異常、耐糖能障害、高血圧といった危険因子が重積することにより動脈硬化性疾患の発症を増加させる症候群のこと[1]で、内臓肥満の原因となっている生活習慣の改善に取り組むことが健康上の課題といえます。日本における診断基準[2]は表1-14の通りです。

## 1 ■ 統合失調症患者とメタボリックシンドロームの関係

精神科訪問看護においては、外来治療やデイケアを受ける統合失調症患者のMS発症状況を知っておく必要があります。筆者の研究[3]では、精神科病院の外来治療（含むデイケア）を受ける統合失調症患者335名のうちMSを発症している割合は、全体では22.1%（74人）で、男性は27.2%（52人）、女性は15.3%（22人）でした。この結果は、一般成人[4]より男性は2.3倍、女性は9.0倍と高い値でした。つまり、統合失調症患者では男性も女性も脳卒中や心筋梗塞など動脈硬化性疾患を合併する割

表1-14 **日本におけるメタボリックシンドロームの診断基準**

| | 項目 | 基準値 | | |
|---|---|---|---|---|
| 必須条件 | 内臓脂肪型肥満 | ウエスト周囲径　男性85cm 以上 | | |
| | | ウエスト周囲径　女性90cm 以上 | | |
| 3項目のうち2項目以上 | 脂質代謝異常 | 中性脂肪150mg/dL 以上 | かつ/または | HDLコレステロール40mg/dL 未満 |
| | 高血圧 | 収縮期血圧130mmHg 以上 | かつ/または | 拡張期血圧85mmHg 以上 |
| | 高血糖 | 空腹時血糖値110mg/dL 以上 | | |

メタボリックシンドローム診断基準検討委員会：メタボリックシンドロームの定義と診断基準, 日本内科学会雑誌, 94(4), p797, 2005. を一部改変

合が一般成人より高いといえます。

　統合失調症患者にMS発症が高い背景には何があるのでしょうか。統合失調症患者の治療は薬物療法が中心であり、抗精神病薬の副作用として体重増加や高血糖の問題が指摘されています。統合失調症患者には病気との付き合いのみならず、MS発症を予防・改善することが健康上の課題といえます。統合失調症患者は精神障害をもつ外来患者の約24.9％と多くを占めています[5]。今後、地域で生活する精神障がい者が増加するなか、統合失調症患者の生活習慣病予防に焦点をあてた援助がますます求められています。

## 2 ■ メタボリックシンドローム発症を予防するケア・悪化させないケア

　同じく筆者の研究[3][6]で、食生活や身体活動等の生活状況項目（生活習慣の頻度を選択肢として得点化した：「いつも」4点、「ときどき」3点、「あまりない」2点、「全くない」1点）、喫煙（一日の喫煙本数を選択肢として得点化した：「21本以上」4点、「20本〜6本」3点、「5本〜1本」2点、「吸わない」1点）について、MS発症の「該当群・予備群（内臓肥満に他1項目が該当した人）」201人と「非該当群（予備群を除く）」134人との対応のないt検定の結果、両群間に差が認められたのは、食生活の項目では「甘い飲み物を好む」「食事のスピードが速い」が5％水準で「該当群・予備群」が高くなりました。「油っぽいものを好む」は10％水準で「該当群・予備群」が高い傾向がみられました。身体活動の項目では「食器を洗う」が5％水準で、「洗濯をする」「掃除をする」が1％水準で「非該当群」が有意に高くなりました。また、「喫煙の傾向」は、0.1％水準で「該当群・予備群」が高くなりました。これらを参考に、地域で生活する統合失調症患者で訪問看護を利用する人（以下、利用者）の食生活、身体活動、喫煙などの生活習慣改善に関するケアについて考えてみましょう。

### 食生活の改善

①対象者と話し合い食事や間食による摂取カロリーを2割程度減らす計画を立てる

- 対象者に食事の時刻・内容・回数・かかる時間、間食内容・回数を聞き、書き出す
- このなかからどのように2割程度減らすか話し合い、対象者主体で決める［※ 例えば、ご飯の量を1膳半から1膳にする、鳥の唐揚げなら5個から4個にする、コーラを飲む回数を4回から2回にし、残りはお茶にする。間食は21時以降とらない、などです。］
- 食事に20分程度かけ、一口30回以上噛み、腹八分でも満足が得られるようにする
- 体重を折れ線グラフで記入し、食事・間食の内容などを記録できるノートをつくる
- 目標体重を現在より5％程度減らして決める［※ 例えば、60kgの場合は目標を57kgとする、などです。］

②対象者が立てた計画を実施できるよう記録を含めて当座の1か月間支援する

- 訪問の都度、対象者とノートを開いて、この間の取り組みや出来事をともに振り返る
- このときウエスト周囲径を測定し、対象者に対して変化や努力を認める言葉をかける［※ 例えば、「腹囲1cm減ったよ、いいね」「できているね、この調子で」など、また、食べ過ぎて成果がみられなくても、「今日から再開だね、記録はつけていて関心だね」などです。］

③対象者が3か月程度継続できたら成果を確認し次の目標に向けて支援をする

- 次の目標体重も5％程度減とするか、標準体重（BMI：22）をめざすか対象者主体で決める［※ BMIが22となるよう、その人にあった体重を算出します。］

$$BMI = 体重(kg) / 身長(m)^2$$

- コーラなどの嗜好品について健康への影響を教育するなど、次のハードルを提案する
- 対象者の努力と成果を認める言葉をかけ、生活習慣として行動変容できるようにする

### 身体活動の増加

①対象者と話し合い、身体活動を通して消費するカロリーを増加させる計画を立てる

- 手軽な運動として、週3回、1回に30分〜40分程度のウォーキングを提案する［※　膝に障害がなければ速足で30分、普通に歩くなら40分程度です。ウォーキング前後には上肢、下肢のストレッチ運動、水分補給、帽子、足に合った運動靴・靴下を準備します。熱中症予防として6月〜9月のウォーキングは早朝や太陽が沈んでから行います。］
- 運動以外なら「食器を洗う」「掃除をする」「洗濯をする」など、家事を提案する［※　家事は、上半身、下半身をよく動かすことで身体活動量を増加させます。このことは同時に身体の筋肉量を増やしカロリーを消費しやすい理想的な身体づくりといえます。家族と同居する対象者には、家族に応援してもらってはいかがでしょうか。］

②対象者が立てた計画を実施できるよう記録を含めて継続して支援する

- 食生活の改善計画で作成したノートに身体活動についても記入できるようにする
- 食生活と同様に、対象者と取り組みや出来事を振り返り、努力を認める言葉をかける［※　対象者がウォーキング時、四季の変化を楽しめるよう「どんな花が咲いていた？」と尋ねると会話が広がります。また、家事について家族が「ありがとう」「助かったよ」と声をかけると、家族関係もよくなります。ここには生活の質につながる支援があります。］

## 図1-3 計画表

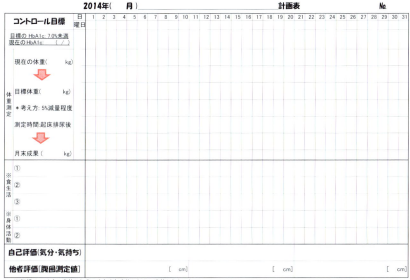

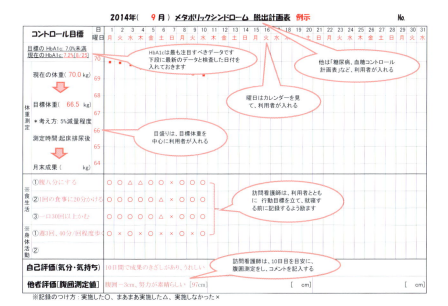

4.精神科訪問看護の実際

③喫煙習慣の見直しについて

　筆者の研究[3)6)]では「喫煙の傾向」が、MS「該当群・予備群」に最も有意に関係していました。喫煙習慣がある対象者には、喫煙は病気と付き合ったりストレスを緩和させたりするうえで、必要な生活の支えになっています。その習慣の見直しについて5点提案します。

・喫煙が及ぼす健康へのリスクや経済効果をわかりやすく説明する
・ある1日、喫煙行動に移る都度、時間とその気分、喫煙してからの気分を記録する
・喫煙の代替案（例えば、ガム、酢昆布など）を試し、同じように前後の気分を記録する
・禁煙成功体験をもつ統合失調症患者を発掘し、交流会を通してヒントを得るようにする
・観察記録や体験談をもとに対象者主体で、試行の継続あるいは禁煙専門外来受診を決める

**引用文献**
1）日本糖尿病療養指導士認定機構編：糖尿病療養指導ガイドブック2014，メディカルビュー社，p177～178，2014．
2）日本内科学会：日本のメタボリックシンドローム診断基準，日本内科学会雑誌，94，p794～809，2005．
3）清水惠子：地域で生活する統合失調症患者のメタボリックシンドローム発症に関連する要因の検討，生活習慣病の予防に焦点をあてて，日本精神保健看護学会，19(1)，p44～54，2010．
4）Arai Hidenori, Yamamoto Akira, Matsuzawa Yuji et al.:Prevalence of Metabolic Syndrome in the General Japanese Population in 2000, Journal of Atherosclerosis and thrombosis, 13(4), 202-208,2007.
5）厚生労働省：患者調査，2008．
6）清水惠子：通院する統合失調症患者の生活状況とメタボリックシンドローム発症との関連，第39回日本看護学会論文集（精神看護），p15～17，2008．

# 3 高プロラクチン血症

　脳の下垂体から分泌されるホルモンであり、女性の妊娠や出産に大きくかかわるホルモンです。プロラクチンの分泌は、視床下部から分泌されるプロラクチン抑制因子によって抑えられています。

## 1 ■ 原因

　高プロラクチン血症の要因としては、生理的な要因、PRL産生下垂体腫瘍、間脳障害、薬剤性、内分泌疾患、腎不全があげられますが、精神科においては薬剤性の高プロラクチン血症が多くみられます。脳のドパミン神経経路のうち視床下部漏斗形はプロラクチンの分泌調整にかかわる神経経路ですが、多くの抗精神病薬の作用機序であるドパミンＤ２受容体遮断は、この神経経路のドパミン受容体も遮断し、プロラクチンの分泌抑制も減少させてしまいます。こういった機序により、高プロラクチン血症が副作用として出現すると考えられています。

## 2 ■ 症状

　一般的な成人のプロラクチン濃度は「男性で1.5～10ng/ml、女性で1.5～15ng/ml以下」といわれています[1]。プロラクチン濃度が高値になることで、女性では無月経や月経不順などが起こり、男性では勃起障害や射精障害が起こります。また、男女に共通して乳汁分泌が起こり、性欲低下等の性機能に関する変化が起こってきます。

　長期的にみると、プロラクチン値が上昇することによりエストロゲンやテストステロンの濃度が下がり、骨ミネラルの代謝に影響することによる骨密度低下につながるといわれており、プロラクチン濃度が上昇することにより乳がんや心血管障害のリスクも上がることが指摘されています。精神疾患をもつ対象者は、活動性の低下や栄養の偏り、検診率の低さなど、身体合併症の危険因子をほかにも有している場合が多く、注

意が必要といえます。

## 3 ■ 看護のポイント

　性機能の障害は医療者が考えている以上に対象者にとって深刻な副作用です。地域生活においては、恋愛や結婚、妊娠といったライフイベントに大きく関係しており、その結果、服薬を中断してしまう対象者も多く、対象者のQOLを大きく損なう可能性のある副作用であるといえます。

　使用薬剤の中止や副作用の少ない薬剤への変更で高プロラクチン血症が改善し、性機能障害が改善されたことも報告されています。しかしながら、他者に積極的に相談していくことが難しい副作用であるため、発見が困難である場合もあり、まずは性に関する対象者の困りごとについてともに解決していく姿勢を取り、十分な関係性を築くことが重要です。また、性に関する話題を羞恥心の対象にしないように配慮することや、同性の援助者によるアプローチが好ましいといえます。

**引用文献**
1) 兼子直・古群規雄：「薬物治療による副作用」を考える　高プロラクチン血症の原因と問題点, こころのりんしょうa・la・carte, 25巻1号, p119～124, 2006.

**参考文献**
○ Houltram, B., & Scanlan, M.: Care map 4: Atypical antipsychotics. hyperprolactinaemia. Nursing Standard (Royal College of Nursing (Great Britain) : 1987), 18(40), 36-37, 2004.
○ 萱間真美：精神疾患を有する人の地域生活を支えるエビデンスに基づいた看護ガイドラインの開発, 厚生労働科学研究費補助金　地域医療基盤開発推進研究事業, 2011.
○ 萱間真美・稲田俊也・稲垣中：服薬支援とケアプランに活かす非定型抗精神病薬Q&A, 医学書院, 2012.
○ 岸本泰士郎・渡邊衡一郎：プロラクチンの生理・病理の新展開　向精神薬とプロラクチン, HORMONE FRONTIER IN GYNECOLOGY, 18巻3号, p85～90, 2011.
○ 長嶺敬彦：はじめての抗精神病薬「副作用」マニュアル後編　高プロラクチン血症, 精神看護8巻6号, p33～35, 2005.
○ 坂田三允総編集, 萱間真美・櫻庭繁・根本英行・松下正明・山根寛編, 上島国利編集協力：精神看護エクスペール18　精神科薬物療法と看護, p42～121, 中山書店, 2006.
○ 山内勇人・北條宣政・高田清式・安川正貴・藤田繁：プラバスタチンによる高プロラクチン血症が発熱の原因と考えられた1例, 臨床と研究77巻5号, p186～188, 2000.

# 4 イレウス・パーキンソニズム

## 1 ■ イレウス

　イレウスとは、腸管の通過が阻害された状態をいいます。精神科訪問看護で出会うイレウスの原因は、ほとんどがフェノチアジン系抗精神病薬、三環系抗うつ薬、抗コリン薬などの副作用によるものです。症状としては腹痛、嘔吐、腹部膨満がみられ、排便や排ガスが確認されなくなり、食欲や活動性の低下などもみられます。治療は絶飲食とし、腸管内容物を排泄させて腸管内圧の減圧を試み、輸液療法を行うことから入院治療が必要となります。

　訪問看護では、予防的なかかわりが主となります。まずは基礎情報からイレウスの既往はないか、誘因となる薬剤を内服していないか、便秘になりやすい生活をしていないかなどをとらえます。イレウスの既往歴があると発症のリスクは高いため、訪問時には腹部状況を問診や聴診で確認し、脱水、発熱がないか、処方の変更がないかも確認します。また、鎮静効果のある抗精神病薬を内服しているために痛みや嘔気を感じにくいことや、症状を適切に訴えられないことは早期発見を難しくすることもあります。短い訪問のなかでも、いつも好きで食べているものを残していないか、「妊娠した」などの腹部周囲の妄想が出現していないかなど、普段と異なるサインにも気を配ることが必要です。

　対象者が一人暮らしで、周囲との接触が少ない場合、イレウスの発見が遅れることがあります。そのため、普段から対象者に疾患の理解を深めてもらうことも必要です。水分や食物繊維の摂取を促し、朝食後にトイレに行くなどの排便習慣をつける提案をしてみたり、カレンダーやノートに、排便があったかどうか記載してもらうことで意識を向けてもらったりすることも一つの方法です。家族と同居している場合、家族にも疾患の説明をしながら協力を得ます。家族が対象者の食事を整えている場合は、食事内容について相談に乗り、対象者が「いつもより食事の

進みが悪い」「活気がない」など家族が判断しやすい症状を伝え、早めに相談するように伝えることも大切です。

## 2 ■ パーキンソニズム

　パーキンソニズムとは、パーキンソン病と同じような症状を示す病態で、精神科訪問看護では抗精神病薬による薬剤性パーキンソニズムによく出会います。症状は、無動、固縮、歩行障害、仮面様顔貌などで、「動作が遅くなった」「一歩目が出ない」などといわれます。原因薬を中止することで数週間～数か月で改善しますが、抗精神病薬の内服が必要な場合は症状の出にくい非定型抗精神病薬が選択されます。その場合、用量や多剤併用に注意します。特に、高齢者は生理的な変化によって薬の作用は遷延しやすく、他の薬を内服している場合もあり、薬物の相互作用にも注意します。

　訪問看護では、特徴的な症状のほか、内服している薬に変更がないかなどの確認を行い、症状が強い場合には医療機関へ報告して服薬内容について相談します。活動では歩行状態を把握し、転倒のリスクが高いときには住居環境や衣服を整えたりする配慮も必要です。歩き出しに足がすくんでしまうときには第一歩目に声がけをしてリズムよく誘導したり、振戦や姿勢保持困難がある場合には、食事をうまくとれず誤嚥の可能性も高くなるため、持ちやすい食器や配置を考えたりします。対象者や家族は、思うように動かない身体的な変化に戸惑い、苦痛を感じることも少なくありません。「動けなくされた」などの医療不信にもつながりやすくなります。支援者はリスクアセスメントを行いながら、対象者、家族の不安や不信感に丁寧に応えながら、現実的な対処法や工夫をともに考えていくことが求められます。

#### 参考文献
○ 長嶺敬彦：抗精神病薬の「身体副作用」がわかる，医学書院，2009.
○ 美濃由紀子編著：これだけは知っておきたい　精神科の身体ケア技術，医学書院，2009.

# 5 糖尿病

**糖尿病の推計人数**[1]　厚生労働省が発表した「平成24年度国民健康・栄養調査」[2]によると、糖尿病が強く疑われる人（HbA1c ≧6.5%）は20歳以上で950万人（男性15.2%、女性8.7%）、糖尿病の可能性が否定できない人（1100万人）を合わせると推計人数は、2050万人といわれています。

**糖尿病の定義・分類・診断基準**[1]　糖尿病はインスリン作用不足（注）に基づく慢性高血糖状態を主徴とする代謝疾患群です。持続する中等度以上の高血糖では口渇、多飲、多尿、体重減少、易疲労感を呈します。

糖尿病の成因による分類では、1型糖尿病はインスリンを合成・分泌する膵ランゲルハンス島β細胞の破壊・消失により、2型糖尿病は全糖尿病患者の95%を占め、インスリン分泌低下やインスリン抵抗性をきたす因子に過食や運動不足が加わって発症します。

診断基準は、次の①〜④のいずれかを認めた場合は糖尿病と判定されます。

> ① 早朝空腹時血糖値 126mg/dL 以上
> ② 75g経口ブドウ糖負荷試験 2時間値 200mg/dL 以上
> ③ 随時血糖値 200mg/dL 以上
> ④ HbA1c（NGSP）6.5% 以上

**糖尿病の合併症**[1]　先に述べたメタボリックシンドロームは、内臓肥満によるインスリン抵抗性などに起因し、動脈硬化症を引き起こします。一方、糖尿病はインスリン作用不足に起因し、糖尿病網膜症、腎症、神経障害などの細小血管症を引き起こします。糖尿病網膜症による視力障

---

（注）
二つの病態がある。一つはインスリンの分泌不全・消失にみられ、インスリン量が不足することで細胞内にブドウ糖が取り込まれなくなる。もう一つはインスリン抵抗性が亢進し、インスリンがあっても効きにくいためブドウ糖が取り込まれにくくなる。

害で年間3000人に身体障害者手帳が交付されています。また、糖尿病腎症による透析導入の患者は1万6000人以上となっています。

**治療目標とコントロール目標**[1]　糖尿病の基本治療は食事療法、運動療法、薬物療法で、治療目標は合併症を予防し糖尿病でない人と変わらないQOLを維持し健康寿命を確保することです。日本糖尿病学会は、細小血管症を予防する観点から血糖コントロール目標値を次のように定めています。

> HbA1c7.0％未満、空腹時血糖値130mg/dL未満、食後2時間血糖値180mg/dL

## 1 ■ 統合失調症患者と糖尿病の関係

　抗精神病薬を服用している統合失調症患者の糖尿病有病率はメタ分析[3]では8.6％、筆者の研究基礎データでは14.6％でした。某県2か所の精神科訪問看護ステーションからの情報提供によると、2014（平成26）年5月末現在、Aステーション利用者のうち統合失調症患者139人で糖尿病合併者11人（男性8人、女性3人）、Bステーション利用者のうち統合失調症患者122人で糖尿病合併者7人（男性4人、女性3人）、全員が2型糖尿病で有病率の平均は6.9％でした。また、全員が薬物療法（内服薬16人、皮下注射2人）、食事療法、運動療法の指導を受けていました。血糖コントロールの状況について目標値と比較すると、Aステーション、Bステーションとも3人ずつがコントロール不良で、食生活や運動習慣の改善に関して、主治医との情報交換、対象者への細やかな介入が必要とのことでした。

## 2 ■ 糖尿病を予防するケア・悪化させないケア[1]

　ここでは糖尿病の基本治療である食事療法、運動療法、薬物療法に焦点を当てましょう。

## 食事療法の支援

① 適正なエネルギー量の食事をとる
- エネルギー摂取量（＝身体活動量×標準体重）を適正に算出する
- 身体活動量の目安：軽労作25～30kcal/kg、普通労作30～35kcal/kg、重労作35kcal/kg以上

② 栄養素のバランスがよい食事をとる
- 炭水化物のエネルギー比率を指示されたエネルギー量の50％以上60％未満とする
- たんぱく質は標準体重1kg当たり1.0～1.2gとし、残りを脂質でとる
- 食物繊維は20～25g以上多く食べるように努め、塩分は6g未満に制限する

③ 規則的な食事習慣を守る
- 1日3回の食事をほぼ均等に分割する（例えば、7時：朝食、12時：昼食、18時：夕食）
- 間食は低血糖予防以外とらない、特に食後血糖値が長時間上昇する場合はとらない

## 運動療法の支援

- ウォーキング、ジョギング、水泳、自転車など、全身の筋を使った有酸素運動を勧める
- 筋力・筋量を増加させるレジスタンス運動は関節疾患の予防となり高齢者に有効である［※　レジスタンス運動にはスクワットトレーニング、ゴムチューブを使った運動があります。］
- 安全のために運動開始時は約3分間準備体操をし、終了時も約3分間整理体操をする
- 運動強度は、「楽である」または「ややきつい」と感じる程度とする［※　水泳やランニングなど「きつい」と感じる種目は、運動後に血糖上昇の危険性があります。］
- 運動時間は、糖質・脂質の効率のよい燃焼のために20分以上持続する

ことが望ましい［※　運動は食後1～2時間が最適で、1日の活動量として1万歩程度が適量です。］

## 薬物療法の支援

・薬物療法の中心は経口血糖降下薬とインスリン療法で、主治医の指示を守るようにする
・対象者がシックデイに対応できるよう指導する［※　シックデイとは発熱や下痢、嘔吐が出現し血糖コントロールが著しく困難な場合のことで、安静や保温に努め、水分摂取を心がけ脱水を予防します。食欲がなくてもおかゆ、うどん、ジュースなど炭水化物をとり、インスリンは中止せず早めに主治医や医療機関に連絡します。］

**引用文献**
1) 日本糖尿病療養指導士認定機構編：糖尿病療養指導ガイドブック2014，メディカルビュー社，p177～178, 2014.
2) 厚生労働省：平成24年国民健康・栄養調査
3) 奥村泰之，三澤史斉，中林哲夫，伊藤弘人：統合失調症患者への非定型抗精神病薬治療と糖尿病リスク，メタ分析，臨床精神薬理，13(2), p317～325, 2010.

# 5 家族支援

　家族は人間の成長発達の基盤であると同時に、互いに影響し合い、人々の健康問題に大きく関係します。例えば、家族は疾患や障害の予防にも、あるいは、症状の発症および悪化にも影響します。また、各家族のもつ形態や機能はそれぞれ異なり、変化します。

　精神科訪問看護では対象者個人のみならず家族との関係性の及ぼす影響が大きいため、家族も含めた援助を考えて、実施する必要があります。そこで、家族に関する基本的な考え方と支援について概観します。

## 1 システムとしての家族

### 1 家族のとらえ方

　家族には家族成員を自立させ成長を促進させる力と、逆に押しとどめようとする力があります。この両者のバランスが重要であり、家族成員はどのようにバランスをとりながら自立に向けて歩んでいくかが課題となります。

　システムは「いくつかの要素が相互関係性をもって、内的そして外的な変化に対して組織性を維持する存在」であると定義されます[1]。システムとして家族を理解するということは、何らかの障害をもって訪問看護の対象となっているのは対象者ですが、対象者個人をみるのではなく、家族を全体としてとらえようとする考え方です。家族を全体としてとらえるには、家族成員の関係を把握することが必要になります。つま

り、母親の心身の調子はどうなのか、また、訪問時に家にいる母親だけでなく、仕事に行っている父親や他の兄弟との関係がどのようになっているのか、その家族は近所の人たちとはどのような関係にあるのか、行政や地域資源とはどうなっているのか、その地域はどのような街なのか、といったことを把握していくのです。

このような考え方の基盤となるのが、生物学者ベルタランフィ，L.が提唱した「一般システム理論」であり、日本では遊佐が家族に適応しました[1)2)]。家族システムに応用して考えられている考え方を紹介します[3)4)]。

① 全体としての家族：家族の一員の変化は家族全体の変化として表れる。
　・家族成員の一人が病気になると、家族全体に影響を与え家族全体の変化として表れます。
② 非累積性：全体の機能は家族成因の総和以上のものになる。
　・家族全体の力は父親・母親、子どもといった個人の性格や特徴を足したものではなく、各家族成員の力以上の特性をもったものです。
③ 恒常性（ホメオスタシス）：家族システムは、内外の変化に対応して安定状態を取り戻そうとする。
　・家族は変化に対して元に戻って安定を保とうとする傾向があります。
④ 組織性：家族には階層性と役割期待がある。すべてのシステムは境界をもち、その性質はシステムの機能を決定する。
　・親には親役割といった階層性と子どもを育てるという役割期待があります。この階層性と役割期待は暗黙のうちに家族のなかで認められています。
⑤ 相互関係性：システムは、自らの反応を新しい刺激としてフィードバック機能をもつ。
　・家族成員の言動や症状は次の反応を引き起こし、循環しています。

⑥　階層性：システムはより上位システムの一部分でもあり、相互に対応している。
・システムはより小さな単位である下位（サブ）システムからなります。人間で考えると細胞や器官といった下位システムから人間という生体がつくられます。人間は家族等の集団システムの一部であり、家族は会社や町内会などの機構システムの一部であり、機構システムは国家という社会システムの一部であり、相互に関連しているということです。

⑦　システムは変化し成長する。
・家族システムは家族の成長やライフイベントにより変化し成長していきます。

## 2　直線的因果律（関係）と円環的因果律（関係）

　ここで、前述した⑤の相互関係性について説明します。物事は「タバコを吸うとがんになる」というように、通常は原因があって結果があることが理解できるものです。これは直接的因果律といわれ「原因→結果」が明らかであるように因果関係が説明されます。

　一方、対象者と家族の関係性や対象者の症状と結果を理解するうえでは、問題の原因を一つに特定するのは難しく原因と結果には相互関係があって循環しており、どれが原因でどれが結果であるのか容易に把握できません。このように円環的に理解していくことを円環的因果律といい、家族のなかで理解していくときには個人レベルでは理解できないことが理解しやすくなります。例えば、思春期の子どもが不登校になり暴力を振るうので、母親は支援がほしいのですが、そのことを父親に相談したくても父親は大変厳しい上司のもとで多忙な仕事をしており、遅く帰宅します。帰宅後、母親が矢継ぎ早に質問しながら話をするためうるさいと感じ、疲れてもいるため話の途中で居眠りをしてしまいます。母

親は子どもの問題で深刻な状況にあるにもかかわらず父親が真剣ではないように感じて不満が募り、父親を非難して夫婦関係は悪くなり、父親の帰宅はより遅くなります。子どもの暴力は悪化し、母親はますます疲弊するといった具合です。このようなことは円環的因果律として理解するほうがわかりやすいのです。互いに関係し合っている循環のどこかをいったん切ってどこから支援するかを考えることもできます。

## 3 システムとしての家族の理解

　家族システム療法家のボーエンの家族システム理論は、家族の「融合―分化」「個別性―集合性」を前提として、「知性―感情」機能のバランスの過程を、個人、核家族、多世代にわたる家族との関係で説明しています。個人が不安になると他の家族に融合しようとします。あまりに分化の程度が低い例として、母親が不安が強く適切な行動がとれずに子どもを巻き込んでしまい、子どもが外へ行くことを禁じて、子どもも不安になったりひきこもったりして、子どもの成長発達が損なわれることが生じます。こうして、この母親の不安は世代を超えて伝達していくことになります。

　家族療法家であるミニューチンの家族構造と機能の概念は、①境界、②連携、③権力からなります。分化度が低いと集団に融合し、集団への帰属を求めます。また、ストレスに対する影響も大きく、集団に帰属しすぎた反動で感情的な切断をしてしまうこともあります。この三つの概念は、次のように考えることができます。

① 　境界とは、家族の相互関係にはあいまいな境界、明瞭な境界、固い境界があるとされ、家族成員がどのように家族の関係に関連するかということを示すものです。あいまいな境界では、本来、親が解決すべき問題に子どもが口を出して決めてしまう、あるいは子どもの主張を通してしまうようなことが起こります。子どもの決定を尊重すべきと

きに親が決めてしまうようなこともあります。固い境界では家族の円滑なコミュニケーションは図られません。健康な家族は夫婦のシステムがしっかりとしており、明瞭かつ柔軟な境界をもつとされます。

② 連携とは、家族成員が他の成員と協力関係をもつことをいいます。例えば、子どもの問題のために普段は仲が悪く離婚話の出ていた夫婦が子どもの問題解決に向けて連合することにより離婚話をいったんは脇におくことになり、夫婦の緊張が緩和されます。

③ 権力とは、個々の家族成員が他の家族メンバーに影響を与える力をいいます。父親は母親へは厳しいことを言い権力は大きいのですが、思春期の子どもの言うなりにお小遣いを与えゲーム機などを買い与えるような場合、子どもへの父親の権力は限定的で子どもの権力が増大します。

対象者と家族との会話や家族との面談を通して、家族の関係がどのようであるかをアセスメントして、対象者と家族が適切な交流を図れるよう、訪問看護師がコミュニケーションのモデルになるなどの働きかけを行っていくことができます。

引用文献
1) 遊佐安一郎：システムズ・アプローチと看護，日本精神科看護技術協会編：実践精神科看護テキスト改訂版第2巻 対人関係／グループアプローチ／家族関係，p138〜170，精神看護出版，2011.
2) 遊佐安一郎：家族療法入門―システムズ・アプローチの理論と実際，星和書店，1984.
3) 武井麻子：システムとしての人間関係，新しい在宅看護論精神看護学，看護教育臨時増刊号 37 (12)，p1063〜1082，1996.
4) 渡辺裕子：家族システム理論，鈴木和子・渡辺裕子：家族，看護学理論と実践第4版，p51〜53，日本看護協会出版会，2012.

# 2 感情表出(EE)と家族のコミュニケーション

## 1 家族の感情表出 ―Expressed Emotion(EE)―

　統合失調症患者と家族との関係性を、「家族によって表出された患者に対する感情」によって測定する家族の感情表出（Expressed Emotion 以下，EE）が、患者の再発に影響を与えるという研究結果は、家族への介入研究の発展をもたらしました。1970年代のヴォーン，C. とレフ，J. による英国での研究をはじめとして、世界各国で追試研究が行われ、1990年代前半になると日本でもEEの追試研究やEEと再発率および患者・家族の背景との関連が多数検討されました[1)～4)]。

　これらEE研究は、発病後の家族関係に焦点をあてており、問題のある家族の特徴は、病気である患者の言動の結果としてもたらされた反応としてとらえます。このEEを測定するためには、家族に対して、Camberwell Family Interview（以下、CFI）という半構成面接を行います[5)]。CFIにより得られた陳述を公認の評価者が①批判的コメント、②敵意、③情緒的巻き込まれ過ぎ、④暖かさ、⑤肯定的言辞の5項目について検討し、高EE（high EE）と低EE（low EE）に評価されます。なかでも、家族の高いEE（high EE）と患者の再発率との関係が明らかにされ、高EEと判定された家族では退院9か月後に、定期的な服薬をしていても、患者と家族の接触時間が長いと患者の再発率が高く、低EEの家族では服薬が不規則であっても再発率が低いと示されました。しかも、CFIの①批判的コメント、②敵意、③情緒的巻き込まれ過ぎのコメントがEEの高低に影響します。例えば、本人の状態に対して「朝起きないのは怠けている」「どう対応してよいか困って嫌になる」「顔も

見たくない。出て行ってほしい」といった家族の口うるさい注意や感情的な言辞、あるいは心配のあまり患者の言動に一喜一憂するような行動や過度に配慮しすぎるような言動は、患者の病状の悪化につながります。このようにEE研究では、家族の問題や病因を問題視するのではなく、長期にわたる慢性的な障害を抱えた結果、高EEが生じているととらえます。つまり、EEは問題のある家族として評価する尺度として活用するのではなく、EEが高いということは、家族がそれだけ対処に困難感を抱いており、強く支援を必要としているととらえて援助に活かすことができます。さらに、低EEの家族であっても個々の家族は援助を要する場合も多いことを踏まえて、家族が安定した適切な感情表出や対応を行えるような支援が必要です[6]。

このEE研究は統合失調症の家族のみならず、他の精神疾患患者の家族、高齢者を介護する家族、あるいは病棟のスタッフを対象にした研究も行われており、EEのパターンは統合失調症に特異的なものではないといわれています[2]。

## 2 家族への心理教育的支援

EE研究の結果から家族への心理教育が発展して実施され、患者の再発率の低下や家族の負担を軽減させることが実証され、家族に支援することの有効性が示されました。心理教育とは「精神障害やエイズなど受容しにくい問題をもつ人たちに、正しい知識や情報を心理面への十分な配慮をしながら伝え、病気や障害の結果もたらされる諸問題・諸困難に対する対処方法を習得してもらうことによって、主体的に療養生活を営めるよう援助する方法」です[7]。これまで、日本では精神疾患は他の疾患に比べて、患者や家族へ病気や療養に関する正しい知識や情報の伝達が遅れてきました。そこで、家族への心理教育を行うことによって、家族にとって病気や患者に対しての対処技能の向上や情緒的サポート、ま

た、患者への拒否感の軽減、生活困難度の改善により、結果として家族のQOL（生活の質）が高まるだけでなく、家族環境の改善にも影響を及ぼすことが明らかにされています[8]。

　家族への心理教育として必要なことは、まず疾病や治療について正しい知識や情報を提供し、対処方法について家族が他の家族や専門職とともに考えることです。家族心理教育では、家族が本来もっているはずのよりよい方向への解決への力を家族が発揮できるようにかかわることが基本です。すなわち、家族のエンパワメントに向けた支援を提供することです。そのためには、家族の理解と合意のもとに患者の治療を行い、決して押しつけにならない家族ケアを実践することが基本となります[9]。

　訪問看護の場では、特定の家族心理教育プログラムではなく必要に応じて、訪問時に家族への心理教育的なケアを行うことができます。対象者やその家族と出会う機会を活かして、その時々の家族の不安や心配事にタイムリーに対応することが可能です[10]。また、**p118**に示したように対象者本人との関係や対応について時期や状況に応じた援助を提供することができます。それはまさに対象者や家族の個別性を踏まえたケアの提供ということになります。

# 3 家族のコミュニケーションと関係性

　対象者と家族のコミュニケーションがどのようであるのかを把握するのは、対象者と家族が同居している場合や別居であっても対象者と家族が連絡を取り合うような関係性の場合、特に重要となります。

　家族内のコミュニケーションとしては二重拘束（double bind）理論や偽相互性（pseudo-mutuality）にみられる家族のコミュニケーション様式に代表されるように、家族のコミュニケーションパターンが家族関係のみならず、対象者の病状の悪化にも関係することです。

二重拘束理論は1956年にベイトソン，G.らが、統合失調症の病因として概念化し、統合失調症を関係性の病理としました。すなわち、二人以上の人間によって第一次的な禁止命令に、第一次的な禁止命令と衝突する第二次的な禁止命令、さらに、その場から離れるのを禁止する第三次的な命令が繰り返して経験されるため、その状況から逃げられず、非常に困惑することになります。幼児期から親子関係のなかで親からこのようなコミュニケーションが日常的に行われていた場合、子どもは混乱して身動きが取れなくなってしまいますし、どのように行動してよいのかわからず、自分の意思や意向をもつことすらできなくなってしまいます。したがって、子どもを二重拘束から解放することが重要です。この概念は、統合失調症の病因論にとどまらず医療環境・援助関係を含み、広くコミュニケーションの場において生じるものとして理解されています。わが国では野村がわかりやすく説明したうえで、治療的活用もなされることを示しています[11]。ただし、無意識に医療者が二重拘束コミュニケーションで患者を困惑させないことは必要です。偽相互性は1958年にウィン，L.が提唱した家族における表面的な連携や親密さをいい、互いに補い合う関係を保ちます。これは、表面的な関係であり本音を言わないため、深い愛情や潜在的な相違等を顕在化させず、相手のために自分が犠牲になるなどして真の相互的な関係が生まれないのです。

　また、家族のコミュニケーションや問題は多世代にわたって伝達されることもあり世代間伝達や多世代伝達といわれます。例えば、虐待を受けていた子どもが親になって子どもを虐待してしまうような例です。

　家族のコミュニケーションは、発話時の声色や抑揚、表情やそのメッセージが発せられた状況や文脈でも異なってきます。「勉強しないの？」という問いかけは暗に「勉強しなさい」という命令や「勉強してくれたらよいのに」という願望を含むことがあります。「お腹がすいた」という発言によってキッチンにいく母親には「食事をつくって」と受け取られている場合もありますし、うつ状態やうつ病である母親にとっては、

食事をつくらなくてはいけないのにできないという罪悪感を助長させる言葉となることもあります。これらは相補的な関係を保つ場合もあれば、一方の発言に他方も言い返すような対称的な関係もあり、その両方が組み合わされて成り立っている場合も多いのです。

　さらに、家族成員は家族のなかで個々の役割を担っています。例えば父親役割、母親役割、長男役割などがあります。家族療法では、ひきこもりやアルコール依存症などの状態や症状を呈した人、非行などの問題行動を起こした人のことを「患者と同定された人」としてIP（Identified Patient）と理解する場合があります。IPと称されない場合でも、家族のなかで「問題を起こす人」「問題をもった人」「頼りにならない人」とその人の起こした問題を解決する人、謝りに行く人、頼りになる人というように、家族のなかでの役割を担っていることも多いといえます。固定化された家族役割は、家族の病理を深めることもあります。例えば、共依存といわれるような二者関係では、夫の飲酒に困って嫌がりながらも晩酌用のアルコールを買ってくる妻、過剰な飲酒によって翌日に仕事を休む夫をかいがいしく世話する妻、DVで夫に暴力を振るわれて耐えている妻など、結果的に、夫のアルコールへの依存やDVの継続を支えていることにつながっています。しかし、それがその家族成員の慣れ親しんだ対処行動（方法）であり、また、その家族役割で家族全体のバランスを保っているため、その役割は容易には変容できないのです。

## 4 家族と対象者との関係性に向けての援助

　現在、家族へのアプローチは、より対象者や家族の力を信じて尊重していく方向になっています。例えば、家族や本人の語る物語を大切にするナラティブアプローチは、家族や本人は自分（たち）のことをよく知っており、専門家は家族や対象者に教えてもらう援助の姿勢で対象者や家族の経験を共有して、家族の物語を肯定的なものに書き換えていけ

るようにする治療的支援方法です。前述したEE評価のためのCFIによる面接は1時間以上に及ぶ場合も多いのですが、家族からは「はじめて話をじっくり聞いてもらった」といわれることがあります。CFIに限らず、家族の話を聞く機会を設けることは重要な意味のあるアプローチとして位置づけられます。訪問看護という制約のあるなかではありますが、例えば、訪問の初期に対象者に許可を得たうえで同居あるいは連絡の取れる家族と一度は面談をする機会を設けることは、家族の心情も含めた家族状況を把握することにつながります。また、その際には、面談のなかで家族の対象者に対する希望も確認します。家族の希望と本人の希望の方向性が一致することが望ましいですが、両者が一致していることは少ないのです。家族が過大な希望をもっている場合、将来に向けた大きな希望と現時点での実現可能性の高い希望を設定することで、その希望の達成に向けて、対象者だけでなく家族とともに歩むことが可能となります。

**引用文献**

1) Vaughn, C., Leff, J.: Measurement of expressed emotion in families of psychiatric patients. Br J Soc Clin Psychol 1976:15:157-165.
2) 伊藤順一郎・大島巌・岡田純一ほか：家族による感情表出と分裂病の臨床経過 EE に病歴や精神症状が及ぼす影響　日本における EE の追試研究より，精神科診断学，4(3)，p301～312，1993.
3) 大島巌・伊藤順一郎・柳橋雅彦ほか：EE（Expressed Emotion）尺度構成法と再発予測性，精神神経学雑誌，96(4)，p298～315，1994.
4) 大島巌・伊藤順一郎・柳橋雅彦ほか：精神分裂病者を支える家族の生活機能と EE（Expressed Emotion）の関連，精神神経学雑誌，9(7)，p493～512，1994.
5) 遊佐安一郎：家族療法入門　システムズ・アプローチの理論と実際，星和書店，1984.
6) 田上美千佳：統合失調症患者をもつ家族の心的態度に関する研究，お茶の水医学雑誌，46(4)，p181～194，1998.
7) 統合失調症の治療およびリハビリテーションのガイドライン作成とその実証的研究（主任研究者 浦田重治郎）心理社会的介入共同研究班，心理教育を中心とした心理社会援助プログラムガイドライン（暫定版），p1，2004.
8) 長直子：精神分裂病患者・家族の心理教育の効果に関する研究，東京大学博士論文，p15～16，2002.
9) 田上美千佳ほか：家族にもケア　統合失調症はじめての入院，精神看護出版，2004.
10) 田上美千佳：家族援助の実際，日本精神科看護技術協会編：実践精神科看護テキスト改訂版第2巻　対人関係／グループアプローチ／家族関係，p171～192，精神看護出版，2011.
11) 野村直樹：やさしいベイトソン　コミュニケーション理論を学ぼう，p117～135，金剛出版，2008.

# 3 家族ケアの実際

　精神疾患をもつ対象者が地域で生活するうえで、家族からどのようなサポートが受けられるかは、サポートの量と質の両面で重要といえます。精神疾患患者とその家族との関係は、対象者の日常生活に影響するばかりでなく、対象者の意欲や社会参加、症状マネジメントや再発など多局面で影響を与え、家族は対象者を支援するケア提供者でもあるからです。その意味では、家族もケアチームの一員となります。同時に、精神疾患患者をもつ家族として心身ともに負担を抱えており、看護職にとっての直接的ケアの対象者であるともいえます。

　精神科訪問看護においては、家族は「患者へのケア提供者」として、また、看護職の「直接的ケアの対象者」としての両側面からアプローチしていくことになります。

## 1 家族支援のプロセス

　訪問看護において、精神疾患患者を抱える家族に対してどのようにアプローチしていくかを決定するために、まずは家族自身にアクセスしなければなりません。家族へのアクセスは、同居している家族ばかりでなく、対象者にとって支えになる存在であったり、逆に症状の悪化に影響ある家族も把握しておく必要があり、どの家族が対象者にどのような影響を与えているかを観察します。

　次に、家族と対象者間の関係の全体を見渡したうえで、どの家族に、どのような専門的介入が必要かをアセスメントします。アセスメントするうえでは、①対象者にとってその家族がどのような支援者となるか、②家族が抱える困難と負担は何か、の2点を基盤に、どのような専門的介入のニーズがあるかを査定します。

### 図1-3　家族支援のプロセス

アクセス　➡　アセスメント　➡　家族契約　➡　家族介入

　家族に対する専門的介入のニーズを査定した後、家族との契約を結びます。これはただ単に契約書を交わすことではなく、家族が専門的介入を受け入れられるかどうかのプロセスの一つで、専門職が家族への介入を行うためには、対象となる家族一人ひとりの承諾が必要となります。

　家族介入は、承諾を得られた家族に対して実施され、介入の方向性も、①対象者の支援者としての家族、②負担や困難を抱えている家族、の両側面から介入することになります。

## 2　家族契約

　精神科訪問看護においては、対象者への介入と同様に家族支援は重要であり、家族中心の（family oriented）の側面をもっています。

### 1 ■ 協同関係

　トライアングルケア（Worthington & Rooney 2010）に代表されるように、対象者の支援者としての家族は、専門職チームと協同で対象者への支援や援助を実施する立場です。「専門職の対象者は患者であり患者を通して家族を看る」のではなく、「専門職」「対象者」「家族」がそれぞれ三角形の角となり、三者間でそれぞれ相互作用が働きます。

　「早期に家族と契約」を結び、家族と初期の段階で協同関係を築くことは、長期にわたって医療・福祉サービスとの関係を続け、対象者のリカバリーが促進される環境を構築しやすくさせることにつながります。そのため、「情報と支援の提供および期待と最適な対処維持の指導」を行うことが重要となります。家族が「治療の計画・検討および精神保健

のモニタリングに家族が参加」できるように意図的にかかわることは、対象者を支援する家族としての機能を促進させるといえるでしょう。

対象者と家族との間ではうまく疎通が取れていないことも少なくなく、家族が対象者を支援するうえで困難を感じたときやトラブルが発生したときに、「家族が危機的状況時に接触できる人を確保」しておくことも、専門職の役割の一つです。

対象者が医療・福祉サービスの利用を開始したり、多くのケアや支援を受けやすくなるために、家族以外の近親者が役立つことがあります。しかし、家族が近親者からの支援を求めることにもともと抵抗があったり、支援を受けたくないと感じていることもあります。家族が近親者からの支援を受けられずにいるときは、家族に対して家族自身の「自助グループに関する情報を提供」することで、家族がピアサポートを受けることができ、結果的に対象者がよりよい方法で治療的介入を継続できることにつながります。

以上のように、早期の段階から積極的に治療チームと協同で対象者を援助・支援する存在として家族にかかわり、家族が専門職の支援を得ながら対象者へのケアが提供できるよう協同関係を築くことが重要となります。そのために、専門職が、対象者の支援者として家族機能を査定し、家族に「患者支援者側のアセスメントを提案」することが望まれます。

## 2 ■ 家族とともに評価する

対象者の支援者としての家族は、対象者の治療やケアの計画や評価においても、専門職と協同して行います。つまり、家族は対象者への日常の支援を実施するだけではなく、治療やケアの計画作成に参加し、実施されている治療やケアの効果について、対象者の状態の維持・改善および提供されているサービス内容の両側面から評価するため、「アセスメントの過程の一手順としての家族との早期契約」を結ぶことになります。

家族と早期契約することは、対象者のアセスメントにおいてのみでは

なく、家族の支援者としての機能をアセスメントすることにおいても重要であり、対象者および家族の「個別の情報収集」を行い、「家族メンバーの身体的・社会的・精神保健的ニーズ」を把握し、家族機能における「患者、患者の同胞、脆弱な大人への依存」を査定します。

家族への直接的な情報・支援・指導は、対象者の服薬継続を促進し、家族の対処戦力を可能にし、非効果的な態度や相互作用パターンが形成されるのを予防するのに役立つといえるでしょう。しかし協同的家族契約においては、専門職が短期間で過度に家族にかかわるのではなく、「精神疾患を持つ人に関する情報交換の繊細で継続的な交渉の必要性」を前提とし、家族が時間をかけて精神疾患を受け入れ対象者の支援者となれるよう、専門職が介入していくことがポイントです。

## 3 家族介入

精神疾患患者を抱える家族は、「患者へのケア提供者」と「直接的ケアの対象者」の両側面をもちます。そのため家族への介入は、「患者に対してより効果的支援を提供できる」ように援助・支援することと、「家族自身の抱える困難や負担」を軽減するための支援・援助の2方向からアプローチすることが必要です。

### 1 ■ 対象者の支援者としての家族への介入

対象者の支援者としての家族への介入の一番重要な目的は、対象者の再発および再入院の予防といえるでしょう。

家族介入はストレス脆弱性モデルに基づき、家族の問題解決技能やコミュニケーション技能の向上、対象者にとっての低ストレス環境を整える方法を工夫することを目的として、「一家族への心理教育」として実施されます。特に患者と家族が同居している場合、家族の患者に対する高い感情表出（Expressed Emotion）が、患者にとっての日常的な過度

のストレスとなり、精神疾患の再発を助長するという研究結果が多く出されていることから、家族の対象者への言動が対象者のストレスとならないように、家族への心理教育を行い環境を整えることが必要になります。そのため、この心理教育は、家族の「目標達成に向けた教育的介入」であり、専門職と家族が対象者をケアしていくうえで「日々のケアにおける家族との協同の向上」が主眼となります。

　精神疾患をもつ対象者の家族は、精神疾患を受け入れることや対象者の言動に対してさまざまな特異的な心理的反応を示すため、「家族の感情反応の有効化と正常化」が行われるように支援します。この支援は、家族が感情を溜め込まないようにするだけではなく、家族の感情と反応が、対象者と家族にとってプラスになるように援助し、特異な心理反応を正常化していくことになります。また、「精神疾患・ストレスと脆弱性・治療等に関する家族に合わせた情報の提供」をすることも手助けになるでしょう。

　次に、家族が実際に対象者のケアをするにあたっては、対象者の「目標設定とリカバリーに向けた現実的な段階の促進」をともに行い、生活のなかで起こる「日々の出来事の問題解決」、家族と「患者との非有効な相互作用の改善の確認と援助」「何が起きたのかをより有効に理解するための評価を共に探索」などを具体的に実施します。

　また、家族の対象者に対する感情表出においてより効果的なコミュニケーション能力を向上させることや、対象者の症状をモニタリングし、症状悪化のサインを早期発見・対処するようになることは、結果的に対象者がより長く安定して地域で生活することにつながります。

　家族が対象者とよりよい関係を保ち、対象者の症状の悪化や再発を予防するために、家族に対して心理教育的認知行動的アプローチを用いて介入します。心理教育的認知行動的アプローチは、対象者の治療やケアを進めるうえで、家族が対象者に対して非効果的な信念・行動のパターン、あるいは社会文化的背景や世代間の違いによる信念・役割・家族の

ライフサイクルの問題にみられるようなパターンに陥っているときなどに、家族のシステミックな問題に焦点をあてることで、今後さらに拡大していくと考えられます。専門職は家族に対して「患者への明確な、直接的、肯定的なコミュニケーションの実践」に対して援助を行うことで家族と対象者のコミュニケーションを有効かつ円滑にし、家族が対象者の症状悪化や再発の前兆をいち早くキャッチし対応できるように「再発の早期警告兆候の確認と介入計画への同意」を行い、対象者および家族の「ストレスマネジメントの促進」をともに行うことで、再発を予防できるよう介入します。

家族がより効果的に対象者を支援するためには、「全家族メンバーに自身のニーズへの対応および必要時精神保健支援サービスの照会を推奨」をすることも専門職の役割です。

## 2 ■ 家族自身の抱える困難と負担への介入

家族の抱える困難と負担に専門職が介入することで、社会的な機能と家族負担は改善され、その結果、総合的な治療費は削減されるといわれています（Onwumere et al., 2011）。

家族が対象者支援において困難や負担が過度に及ぶ場合、また家族関係が複雑であったり家族病理が根深い場合などは「家族療法による介入および家族グループへの介入」を行うことになります。

そのためにまず、「各家族の多様な困難および異なった介入の必要性の確認」を行い、専門的な構造化された介入が必要であるかどうかを見極めます。「すべての家族が正式で構造化された介入や各家族に見合ったアプローチを必要としていない」ため、それぞれの家族に見合った介入を行います。「家族支援の理想的なサービスの提供」としては「システミック行動家族療法」「ケアサポートグループ」「他の集団的家族グループ」などがあげられます。

家族間の力動が複雑に絡み合っている場合、対象者の病理が根深い場

合、あるいは虐待や暴力といった問題を抱えている場合などは、「緊張度の高い家族への構造化された家族介入の提供」が求められます。対象者が直接かかわっていなくても、家族間の葛藤や問題が、対象者の病状や疾患に大きく影響することがあるため、対象家族は多くはないものの、「複雑で固定化した否定的な相互作用・葛藤あるいは顕在化前や最発現した重要な危険因子に焦点化したより深層的な精神療法の投入」が必要になる場合があります。この段階的ケアモデルにおいては、高度なトレーニングを受けた専門職が家族介入することになります。安易に未熟な専門職が介入すると、対象者の状態が急激に悪化したり、家族機能の破綻や崩壊を招いたりすることになります。比較的一般的なニーズのみを抱える家族に対しては、基本的なレベルの契約や情報、サポートを提供しますが、それに比べて、家族が非常に複雑な治療ニーズを抱えている場合、より高度な専門的な治療的介入が求められるため、介入する側にはより高い専門的能力が必要になります（Cohen et al 2008; Mottaghipour & Bickerton 2005）。このように家族の状態に合わせて、より高度な専門的な介入を実施する場合には、能力に見合った人選を行い、家族療法を専門とする治療者へ紹介するなど適切に対応することが求められます。

#### 参考文献

- http://www.iris-initiative.org.uk, IRIS Guidelines Update September 2012.（2014年6月アクセス）
- Worthington, A., Rooney, P.: The Triangle of Care. Carers included: A guide to best practice in acute mental health care. National Mental Health Development Unit and The Princess Royal Trust for Carers www.acutecareprogramme.org, 2010.
- Onwumere, J.,Bebbington,P., Kuipers,E., : Family interventions in early psychosis: specificity and effectiveness Epidemiology and Psychiatric Sciences, 20, 113-119, 2011.
- Cohen, N., Glynn, S.M., Murray-Swank, A.B., et al .: The Family Forum : Directions for the Implementation of Family Psychoeducation for Severe Mental Illness. Psychiatric Services, 59, 40-48, 2008.
- Mottaghipour, Y., Bickerton, A., : The Pyramid of Family Care: A framework for family involvement with adult mental health services. Australian e-Journal for the Advancement of Mental Health, 4, 1-8, 2005.

# 6 退院支援と訪問看護

## 1 退院前訪問看護

### 1 退院前訪問指導（看護）制度

　精神科病院に所属している保健師、看護師、作業療法士、精神保健福祉士が入院中の患者の退院に先立って、居宅または社会復帰施設（精神障害者施設、小規模作業所等）を訪問し、退院後の療養上必要な指導や、在宅療養に向けた調整を行う支援を精神科退院前訪問指導といい、診療報酬を算定することができます。ただし、退院後に医師、看護師、作業療法士、精神保健福祉士が配置されている施設へ入所を予定している患者は診療報酬算定外とされています。入院6か月未満の患者は3回まで、入院が6か月を超える患者は6回まで、診療報酬として算定することができます（380点／回）。また、複数の専門職が共同で訪問した場合は、320点の加算がつきます。

### 2 訪問看護ステーションからの退院前訪問指導

　2012（平成24）年より、訪問看護ステーションからの退院前訪問指導が診療報酬として算定できるようになりました（精神科訪問看護基本療養費Ⅳ）。精神科病院に入院中に退院後の訪問看護を受けようとする者

に対し、その者が在宅療養に備えて一時的に外泊（1泊2日以上）をする際に、訪問看護ステーションの保健師、看護師、准看護師、作業療法士が訪問看護を行った場合は、原則、入院中1回8500円を算定できます。

　この制度は、対象者の試験外泊時の訪問看護の拡充を目的としています。また、対象者や家族と直接会い、退院後訪問看護を行う支援者と関係を築き始める機会となります。そのため、退院後訪問予定の看護師が訪問することができれば、対象者の不安や緊張を軽減することにつながり、なお望ましいでしょう。

## 3 退院前訪問指導（看護）の意義

　退院先を訪問することで、対象者の自宅での様子や家族とのコミュニケーションの様子を直に確認できるため、退院までに必要な支援の内容を具体的に把握することができます。さらに、病院環境以外での対象者の様子を観察することができるという利点もあります。支援者が自宅や作業所で過ごしている対象者を直接みることで、病院内ではみえなかった対象者のストレングス（強み、できていること）や退院後の問題点や課題もみえ、対象者の全体像をより深く理解することができ、個別性の高い退院支援を提供することができます。

　また、長期入院患者の場合、これまで院外に外出する機会に恵まれなかったことで、社会的な技能が低下していることもあり、公共交通機関等を利用することに自信がない場合もあります。しかし、看護師とともに自宅等へ外出する退院前訪問のなかで、実際に利用する経験を通して、対象者の潜在能力（本来できるはずの力）が目覚めるきっかけになることもあります。そうすることで、対象者は退院後の生活について具体的にイメージができ、退院に対する不安が軽減し、自信をもてるようになります。このように、退院前訪問をすることで、精神科病院に入院

している対象者が安全に、スムーズに退院できると考えられます。

## 4 退院前訪問指導（看護）を提供するための前提

退院前訪問看護を提供するための前提として、対象者との信頼関係が構築されていることが求められます。なぜなら、自宅というのはプライベートな生活空間であり、対象者が信頼できる人しか入れない場所だからです。また、対象者の退院に対する不安や希望の表出を促すためにも信頼関係の構築が前提となります。

## 5 退院前訪問指導（看護）においてアセスメントする項目

退院前訪問指導では、「医・衣・食・職・住・友・遊」が整えられているかどうかを考える必要があると指摘されています[1]。これらに加えて、家族に関するアセスメントも必要です（表1−15）。

## 6 退院前訪問看護の目標と支援の展開

退院前訪問看護の目標として、対象者が退院後の生活について、具体的にイメージをすることができるようになること、退院に対する不安や希望を表出することができるようになることがあげられます。また、訪問後は、退院後の問題点や課題を検討し、退院後の生活に必要な準備を対象者とともに進められるような看護計画を立案し、実践していきます。

また、退院前訪問前後において、目標の達成度について、対象者とともに振り返り、評価する機会を設定することが必要です。さらに、対象

### 表1-15　退院前訪問指導においてアセスメントする視点

| | |
|---|---|
| 医 | 通院先：一人で通院できるか、身体合併症（内科等）のフォローを行う医療機関はどこか<br>服薬管理：自己管理は可能か<br>保険証・年金手帳：手続きはできているか、管理は可能か |
| 衣 | 季節に合った衣類を購入できるか、自宅で洗濯は可能か |
| 食 | 食料品を購入できるか、近くにスーパー、コンビニ、弁当屋等はあるか<br>自宅で調理ができるか、外食することができるか |
| 職 | 元の職場、障害福祉サービス事業所などに通勤できるか |
| 住 | 自宅はすぐに生活できる環境であるか（部屋の片づけ状況、破損箇所などの点検）<br>生活用品、家電用品などがそろっているか<br>新しい住居探しやグループホームが必要な状況か<br>施錠、火の始末など安全管理が可能か<br>ゴミの仕分け、ゴミ出しができるか |
| 友・遊 | 地域生活支援センターやデイケアの見学が必要か<br>趣味や娯楽に合った場所（レンタルビデオ、図書館など）、気軽に利用できるカフェ等を探す<br>公共施設の見学と利用（公民館、体育館など） |
| 家族 | 家族との関係性・心理的な距離、家族の退院に対する考え、思い、不安、希望 |
| その他 | 携帯電話の契約・使い方の確認、銀行（ATM利用）・公共機関（市役所等）に行くことができるか<br>社会資源導入の検討（訪問看護、ホームヘルパー、障害年金、障害者手帳等）<br>退院後に相談できる人はいるのか |

太田由美：退院前訪問指導で見るべき視点とは　地域生活で「困ること」に気づく，精神科看護，34(7)，p21，2007．を一部改変

者にかかわる病院内外の支援者とも、退院前訪問看護における情報を共有し、連携を強化していく必要があります。多職種間の連携が円滑に行われることは、対象者の退院に対する安心感にもつながります。

#### 引用文献
1）太田由美：退院前訪問指導で見るべき視点とは　地域生活で「困ること」に気づく，精神科看護，34(7)，p17～22，2007．

# 2 退院支援と訪問看護

## 1 精神障害者に対する退院支援の動向

　これまで、精神科に長期入院している対象者の退院支援について、地域の支援者がかかわる機会はあまりありませんでした。しかし、2006（平成18）年より精神障害者退院促進支援事業（2008（平成20）年より精神障害者地域移行支援特別対策事業、2010（平成22）年より精神障害者地域移行・地域定着支援事業と名称を変更）が開始されたことにより、地域の支援者が精神科に入院中の対象者を訪問し、院内の医療保健福祉専門職と連携して、退院支援を行うことができるようになりました。

　この事業は、2012（平成24）年度より障害者自立支援法（現・障害者の日常生活及び社会生活を総合的に支援するための法律（障害者総合支援法））の「地域相談支援（地域移行支援・地域定着支援）」に含有され、個別給付化されました。地域移行支援とは、障害者支援施設等に入所している障がい者または精神科病院に入院している精神障がい者等につき、住居の確保その他の地域における生活に移行するための活動に関する相談その他の便宜（障害者総合支援法第5条第18項）とされています。この事業は都道府県・指定都市・中核市が指定する「指定一般相談支援事業者」が実施することになっています。すなわち、精神科病院に入院している対象者（原則として1年以上）の退院支援を地域の指定一般相談支援事業者も担っており、訪問看護師がこのような事業者に属している場合は、地域移行支援を行うことができます。

　さらに、2014（平成26）年より、退院支援相談員（精神科療養病棟に入院している患者の退院支援を担当）、退院後生活環境相談員（医療保護入院をしている患者の退院支援を担当）が新たに制度化されました。

この制度では、精神科病院に入院している対象者に対して早期に退院ができるよう、退院支援の中心的な役割を果たす専門職（看護師、精神保健福祉士など）を退院支援担当として院内に配置し、定期的に退院支援委員会（医療保護入院者退院支援委員会）を開催することを定めています。この委員会には、対象者本人の同意があれば、地域の支援者も出席することができます。地域の支援者は、このような機会を通して、病院の退院支援者と対象者の情報や支援の進捗状況を共有し、連携を密にとっていくことがより必要になると考えられます。

## 2 地域の支援者が行う退院支援（地域移行支援）の内容

まず、地域の支援者は、精神科に入院中の対象者を訪問し、退院に対してどのような思いや希望、不安をもっているのかを把握します。対象者の気持ちに寄り添い、傾聴することは、信頼関係の構築につながります。そして、精神科病院の個別支援会議等に出席し、対象者情報、特に病院の専門職が把握している対象者の退院に対する思いを収集するとともに、今後の退院支援計画を説明し、その場で検討します。さらに、退院支援計画内容は、対象者や家族にも説明し、同意を得た後、退院支援に関する契約を交わします。

その後も定期的に精神科病院に訪問し、対象者の退院に対する思いや考え、動機づけ維持のための相談支援を行います。退院準備が進むにつれて、退院が現実的に近づいて来たことを感じ、不安が増強する対象者もいます。そのような場合、支援者はその気持ちを傾聴し、不安になることは当然であることを伝え、そのうえで、不安の原因になっていることを対象者と話し合いながら整理し、その改善策をともに考える姿勢で接していきます。また、退院後、日中の活動場所となる社会資源（地域生活支援センター、就労支援施設など）の見学や体験利用に同行した

り、自宅やグループホームへの体験宿泊中にも訪問支援をするといった病院外での退院支援も行います。また、外出時の対象者の様子や退院に対する思いを病院の支援者に伝え、院内においても退院支援が継続的に行えるように連携していきます。

　退院が近づき、試験外泊が開始される頃には、退院先の住居の確保や退院後に必要な日用品や家電用品などの購入のための同行支援や退院後の生活にかかわる関係機関との連携や調整を行います。特に、退院後、対象者が自分で対応できない状況になったときに、どの関係機関に連絡、相談したらよいのか、対象者、家族、関係機関と確かめ合っておくことが大切です。

　また、訪問看護ステーションの看護師ができる退院支援制度として「精神科訪問看護基本療養費Ⅳ」があります（「2　訪問看護ステーションからの退院前訪問指導」**p127**）。

# 3 地域の支援者（訪問看護師）が行う退院支援のメリット

　病院の医療者は、長期入院患者の固定化した症状や障害がもたらす生活上の問題点に着目し、「問題点が解決できなければ退院できない」とあきらめ、対象者の退院に対する気持ちや希望を見出すことができない状況に陥っていることもあります。そのような医療者に対して、地域の支援者があらためて対象者をアセスメントし直すことで、病院の医療者が対象者に対して新しい見方ができるように認識が変化し、退院支援が始動するきっかけとなる可能性があります。

　また、新たに地域の支援者が病院に入ることは、対象者にも影響を与えます。特に長期入院患者の場合、「退院できない」「退院することに自信がない」「退院したくない」と、退院を否定的にとらえている場合もあります。そのような状況に対して、地域の支援者が病院内に入り、地

域生活の実際を紹介するなど、退院のための動機づけ支援を提供することで、対象者は病院以外での自分の生活をイメージすることができるようになります。今後の生活のイメージができれば、「もしかしたら退院できるかもしれない」という希望や自信を見出すことができるようになる可能性もあります。

　このような退院支援を訪問看護師が行うことは、入院中から対象者との信頼関係を構築することができるため、対象者の緊張が和らぎ、退院後の訪問看護を安心して受けられることにもつながります。つまり、退院前後にわたって継続的な看護を提供できるというメリットがあります。

**参考文献**
○ 大熊恵子・野中猛：受持看護師が地域移行推進員と連携して行った長期入院精神障害者への退院支援のプロセスに関する研究, 精神障害とリハビリテーション, 18(1), 2014.

# 3 精神科における契約面接の実際

## 1 契約の締結

### 1 ■ 精神科訪問看護の契約

　精神科病院からの退院後に訪問看護の導入を検討する場合、精神科の主治医から「精神科訪問看護」の指示箋が発行されるのが一般的です。これに自立支援医療の精神通院医療を併用すれば、指定医療機関における医療費の自己負担が１割負担になり、さらに月間の自己負担に対して収入による上限が設定され、訪問看護を利用しやすい環境が整います。この導入にあたって事業者は、対象者もしくは家族に事業内容を丁寧に説明し、文書による契約の締結をする必要があります。契約の文書には、訪問看護の目的、有効期間、サービス内容、利用料金、終了事由、契約解除の場合、事故発生時の対応、個人情報保護、苦情の対応などについて明記します。

### 2 ■ 訪問支援の根拠となる

　自宅への訪問というスタイルの訪問看護を実施するうえでは、スタッフと対象者間の信頼関係の構築が必要不可欠で、契約の締結はその信頼関係のうえに成り立ちます。契約に際して、対象者本人または家族の署名をいただきますが、これは訪問支援が本人・家族の同意のもとに実施されているという、客観的な証明の一つとなります。

### 3 ■ 訪問支援の財政的基盤となる

　地域で精神科訪問看護を実践する看護師を雇用し維持・発展させるためには、事業所の経営を安定させる財源が必要です。保険制度と自立支援医療制度を利用することで本人・家族にとって訪問看護が利用しやす

くなるばかりでなく、事業所にとっても財政的に大きな基盤となります。保険制度や自立支援医療制度を利用する指定訪問看護を運営するうえでは、対象者との契約の締結は必須ですので、早期の締結を心がけたいものです。また、未契約の人にも必要があればボランティア・事業所の持ち出しという形で訪問支援を実施する場合がありますが、地域では息の長い支援・ケアが必要とされることが多いので、信頼関係の構築を図りながら締結をする必要があります。

## 2 契約の際に心がけること

### 1 ■ サービス導入の際の疑問や不安を軽減させる

**事業者と対象者の対等性の担保**　精神科訪問看護は事業者と対象者との任意の契約により実施されます。当然ながらその関係は対等であり、契約の締結も解除も、事業者や第三者が強制することも一方的に進めることもできません(「正当な理由がある場合」に、事業者がサービス提供を停止することはできます)。ゆえに病院等の医療者からの「退院の条件で」という一方的な理由により契約が強制されるようなことは許されません。また、そのような進め方では訪問の受け入れは長期的に難しくなるでしょう。対象者には訪問看護の必要性について説明を受ける権利があり、契約締結に関しては対象者の意向と判断が最大限尊重されるべきです。説明をするスタッフも、対象者が納得のいくまで検討できる時間と雰囲気をつくるよう留意する必要があります。

**個人情報保護や苦情対応について**　訪問看護は対象者のプライベートな空間に支援者が出向く形で実施され、そこには対象者に関する個人情報が数多く存在し、訪問者と共有することになります。また、自宅・自室などでサービス提供をするので、その内容が第三者に共有されにくい構造をしています。この個人情報の共有や密室性が高いということで、対象者がサービス導入に後ろ向きになる場合があります。契約締結時の説

明では、個人情報の保護には万全の体制を整えていること、対象者の希望に反する支援提供がなされた場合には苦情をしっかり受け付けることを伝える必要があるでしょう。

## 2 ■ 実施可能なサービスと不可能なサービスを明確にする

**保険が適用される行為と自費で賄う行為を示す**　保険制度を利用した精神科訪問看護では、対象者の服薬管理、身体管理、精神症状モニタリング、家族への心理教育等、訪問先で対象者と家族に提供される医療行為に関して適用となります。それ以外の行為や特定の状況に対する費用に関しては、保険適用外となり全額自己負担となります。例えば、自宅への交通費、車での移動支援の交通費、休日出勤費、当日キャンセル料などです。これらは詳細（行為・状況・金額など）を運営規定に明記して、契約時に説明します。ただし、本人・世帯の経済的状況や、担当スタッフとの関係性によって、契約どおりに請求できるかが影響します。支援のなかで継続的に原則を伝えることが必要です。

**夜間・休日の緊急時訪問について**　24時間の対応体制加算を算定している事業所は、身体状態・精神症状の急変時には、主治医との連携のもと緊急訪問対応を実施しますので、これを契約時に説明して加算の同意をいただきます。この緊急時訪問看護については、平成12年3月31日厚生省令第80号「指定訪問看護の事業の人員及び運営に関する基準」では「必要に応じて」行うと示されており、連絡を受けて話を聞きながら、対象者がおかれている物理的環境・心身の状態を把握して、緊急訪問対応が必要かどうかアセスメントをすることになります。緊急訪問対応が必要な場合とそうでない場合について、契約時に対象者と確認をしておくと実際の場面で混乱が少なくなるでしょう。

# 7 地域と行政との連携

　障害者自立支援法（現・障害者の日常生活及び社会生活を総合的に支援するための法律）以降、地域にはさまざまな社会資源が整備され、入院治療から地域移行・定着支援へと国の指針が明確化され「地域生活支援」を主軸にした精神保健・医療・福祉サービスの包括的アプローチが必要とされるようになってきました。ホームヘルプサービスをはじめ、精神障がい者が地域で生活するうえで、身近なサービスを提供する市区町村の役割は重要なものとなってきています。訪問看護が支援を行う際にも、市区町村のさまざまな職種の人と連携を取ることが増えてきています。

　精神科訪問看護は、疾病や障害に基づく生活のしづらさに焦点を当て、その人らしい生活を支援しています。精神科訪問看護を利用している人は、服薬や通院を中断して入退院を繰り返している人、陰性症状によるひきこもりなどで、うまく他人を受け入れられない人、身体合併のある人、多問題家族で家族調整が必要な人たちで、病気を理解していない人も多々みられます。

　このような人たちは、どこから精神科訪問看護の依頼は来るのでしょうか。

　私たちは、長年精神科訪問看護を複数の市で行っていますが、訪問看護の社会的認知が進むにつれ、行政（特に障害福祉課・生活福祉課）からの依頼が増えてきました。ここでは、精神科訪問看護と行政との協働が必然的であること、さらに困難事例に関しては「医療」と「福祉」の連携をつなげる役割が訪問看護にできる事例をあげてみたいと思います。

# 1 頻回の入退院を繰り返す事例

事例紹介：頻回の入退院を繰り返すAさん……行政からの依頼により退院準備が可能

○30代、男性、統合失調症、母親と同居、7回の入院歴

　退院すると「仕事をしたい」といって、すぐに服薬中断・医療中断となり精神症状が悪化し母親へ暴力行為があった人で、保健所の保健師や障害福祉課保健師に長年、相談があった事例で、今回、障害福祉課の保健師より入院中から退院準備を行い、再入院防止のために関係機関を紹介したいとの申し出と訪問看護の依頼がありました。入院中に、本人と会い訪問看護師や地域活動支援センターの精神保健福祉士を紹介してもらい、退院後の役割分担（**表1-16**）を確認しています。退院後の本人の思いや要望を聞き、試泊中に保健師と訪問看護師が訪問しています。この間に、地域の支援者は、「入院しないように、頑張りましょうね」と励ましのメッセージを送ります。このような退院準備をしながらのAさんの退院後は、地域の応援団（**図1-4**）が増えることによって、乗り越えることができます。また、退院後の緊急時についても行政との連携によって、訪問看護が安心して継続できます。

### 表1-16　Aさん退院後の役割分担

| | |
|---|---|
| 病院主治医 | 治療方針の説明、服薬コンプライアンス |
| 病院PSW | 地域関係機関との窓口 |
| 地域活動支援センター | 地域関係機関の相談窓口、関係機関の調整、日中の居場所 |
| 訪問看護師 | 信頼関係構築、病状観察、服薬支援、受診への促し、24時間対応 |
| 障害福祉課 | 行政関係の調整、家族支援 |
| 保健師 | 緊急時の対応 |

**図1-4** どのように地域でつながるのか？

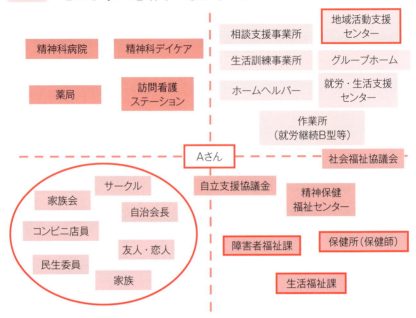

## 2 キーパーソンがいない多問題家族の事例

事例紹介：キーパーソンがいない多問題家族……行政からの依頼と社会資源の紹介

○20歳、女性、てんかん（知的障害）、父親（統合失調症）、母親（未治療）

　B子さんは、頭痛を訴えることが多く鎮痛剤を多量に服用し、いらいらすると両親に暴力をふるったり転倒したりするため、母親が警察や救急車を呼んだりしていました。保健所の保健師や生活福祉課の担当ワーカーがかかわっていましたが、近隣苦情もあり、手をこまねいていました。B子さんの体重は、100kgを超え、服薬困難なため発作も繰り返していたので、保健師が主治医に伝え、訪問看護を依頼しようということになりました。訪問看護が導入されると、定時服薬ができるようになっ

たり、発作やいらいらが軽減したり、両親への暴力も徐々に減ってきました。また、両親には介護認定を行い、担当ケアマネジャーがつくことになりました。母親も糖尿病があることがわかり、保健師が同行し、内科受診やヘルパーの導入ができるようになりました。当初は、保健師がケアマネジメントを行っていましたが、徐々に地域包括支援センターのケアマネジャーがキーパーソンとなり、訪問看護とも連携をしながら、顔の見える関係が徐々に広がり、問題がおきたときには、タイムリーな担当者会議を行って、乗り越えてきました。

## 3 事例からの考察

　精神科訪問看護は、在宅で暮らす精神障がい者の「その人らしい多様で豊かな生活を支える」ことにあります。残念ながら社会資源が増えたとはいえ「地域精神保健医療福祉のシステム」はまだ不十分な状態にあります。

　事例に示すように、民間事業所は個人情報の問題もあり、行政を通して困難事例にかかわることが多く、特に「措置入院」「医療保護入院」が適用される人たちに対しては、相互に協力し「入院から退院まで」継続したかかわりをもつことで、頻回の入退院の繰り返しの再発防止につながっていきます。

　2012（平成24）年度から指定特定相談支援事業所がサービス等利用計画（ケアマネジメント）を作成することになり、ますます行政と民間事業所との連携が必要となってきています。

　私たち訪問看護師も狭い医療および看護に固執することなく、自分たちの住む地域をよく知ることが必要です。そして、精神障がい者が、安心して暮らせる精神保健医療福祉の仕組みづくりに参加することが必要です。

# 8 多職種による アウトリーチサービスと 看護

## 1 必要とされた背景と経過

　厚生労働省より2004（平成16）年に示された「精神保健医療福祉の改革ビジョン」では「入院治療中心から地域生活中心へ」とうたわれ、昨今、その重要な担い手の一つとして多職種によるアウトリーチサービスが認知されています。2003（平成15）年から2008（平成20）年までモデル事業であったACT（包括型地域生活支援プログラム）は地域における多職種訪問型のケアマネジメントプログラムです。2011（平成23）年から実施された「精神障害者アウトリーチ推進事業」では、主に精神科病院の多職種チームによる訪問・相談支援が行われました。2014（平成26）年度からは精神科重症患者早期集中支援管理料が整備され、多職種アウトリーチの活動を後押ししています。

## 2 多職種の構成とアウトリーチ

　ここでいう「多職種」とは、医師、看護師、精神保健福祉士、作業療法士、臨床心理士、薬剤師などを指し、運営する主体によってチーム構成はさまざまです。「アウトリーチ」は家庭だけでなく対象者が活動している場に訪問し、ケアマネジメントとともに実施されます。つまり身体管理、服薬管理、症状モニタリングのみならず、対象者の地域生活におけるニーズと課題を医療・福祉・その他領域にかけて横断的に明らかにし、オーダーメイドのプラン作成とサービス提供を一体的に実施する

ものです。

## 3 アウトリーチにおける関係構築

そのなかで医師・看護師は主に医療の側面を支える役割を期待されています。しかし、自宅に出向いて支援を提供するスタイルのため、信頼関係の構築が支援のスタートラインであるのはどの職種でも同じです。未治療・治療中断の人の場合、幻覚・妄想等の精神症状に苦しみながらも服薬できないことがあり、ごみであふれた部屋にひきこもり数か月も入浴できずにいることがあります。看護師としてはすぐに服薬や保清の話をしたくなりますが、関係構築ができていない当初そのような話ができるものではありません。むしろ、例えば、対象者が「ヤクザに狙われているので」と言って外出できない場合、看護師が代行で食事を購入することもあれば、役所に行って制度の申請を代行することもあります。

## 4 多職種による多角的なアセスメントの共有とプランの充実

このように対象者の「困りごと」に対応し、その気持ちに寄り添うことで関係性を深めることが、支援の第一歩となります。並行して、精神症状・身体疾患による問題、希望する生活と現状とのギャップ、そのギャップへの思い、家族や近隣住民とのトラブルの有無など、対象者の地域生活をアセスメントしていきます。その際にさまざまな職種の視点から多角的に生活と病態の把握を図り、プランの充実に役立てます。例えば、「電波が送られてビリビリする」と話していたひきこもりの人が、看護師の勧めで血液検査を実施して糖尿病の発症が発見された事例や、退院後夜間の休息が不安定になった人で、作業療法士が「入院時に使用していたオブラートがなく薬を飲みこぼしているのでは」と、服薬作業

8.多職種によるアウトリーチサービスと看護　143

や環境に焦点をあてた介入で改善がみられた事例がありました。通所施設への仲介とその後の連携と生活支援を精神保健福祉士が果たし、通所開始に伴う精神的な揺れに対する医療的なバックアップを看護師がマネジメントするという場合もあります。

## 5 アウトリーチにおける多職種協働

### 1 ■ 自らの職種の傾向を把握すること

　これらの多職種の協働がスムーズに実施されるために必要となるのは、自らの職種の特性を知り、同時に「他の職種とは視点が違う」という当然のことを受け入れ、尊重する文化をつくることです。看護師の特色としては、医療的なアセスメントによる心身の理解と問題解決的なかかわりに長けています。このことで対象者との個別的な信頼関係の構築が進みますが、裏を返せばケースの「抱え込み」や「依存」の問題に発展しやすく、薬の減量・施設通所・就労・独居などのチャレンジには慎重になりがちです。精神保健福祉士はアドボカシーの観点から対象者の自己決定・自己責任を尊重する傾向が強いですが、看護師がチャレンジに対して警告を発し、方針が定まらないことがあります。むしろこの場合、看護師は対象者のアドボカシーに留意できているのか、精神保健福祉士はチャレンジのリスクに配慮できているのか、お互いにチェックし合う姿勢が求められます。

### 2 ■ 支援の軸に「対象者のリカバリー」をおくこと

　アセスメントポイントが違う多職種が協働するには、「どのような支援が対象者のリカバリー（病や障害があっても自分の人生を意義深く感じて生きること）に寄与できるのか」を判断の軸にすることを、対象者とチームが共有することも大切です。例えば、新たに施設通所を始めることは、環境や人間関係に慣れるまでは精神症状の変動がみられやすい

かもしれません。しかし、対象者から「仲間を増やし寂しくならない時間を手に入れること」が自身のリカバリーにとって必要不可欠であると示されており、それを支援の軸として考えることができれば、それぞれの職種やスキルや性格による役割分担をどうするのか前向きに検討しやすくなります。

## 3 ■ 情報共有と方針決定のための工夫をすること

アウトリーチ支援は基本的に対象者と1対1で、自宅などの密室の環境で実施することが多く、看護師に限らず課題を抱え込みやすい構造をしています。特に、ハイリスクを支援するため夜間・休日訪問を他のスタッフと実施するときや、入院を勧める支援など対象者の同意が難しいときには、担当者は本当にこの支援が必要なのか悩むこととなります。この悩みをタイムリーに受け止め、多職種の強みを活かして意見と対策を出し合えるチームづくりが必要です。こまめに情報共有ができる体制づくりもさることながら、例えば「危機的状況」などの言葉のとらえ方の共通認識が必要になります。施設通所を始めた対象者の服薬カレンダーの飲み忘れがあったときに、「通所を始めて早くも悪化のサインが出ている」「何か介入が必要だろうか？」と思うスタッフもいれば、「この方の経過のなかでは許容範囲なので様子をみよう」あるいは「『施設スタッフに受け入れられてうれしかった』と言っているし滑り出しはまずまず」と思うスタッフもいるかもしれません。対象者ごとに「（現在の）危機の定義」「危機になったときにまず何をするか」「地域生活の限界（入院）のライン」「危機の終息の定義」について共通認識があることが望ましいです。同様のことは「どのような希望をもち、一歩目として何をしたいのか」「生活のなかで意義のある役割とは何か」「自己決定・自己責任を果たすとはどういうことか」という事柄にもあてはまります。

# 6 看護師は地域の関係機関との連携・協働で力を発揮する

　多職種アウトリーチチームは、地域の関係機関（病院・福祉事業所・役所・保健所・不動産屋・民生委員・町内会・商店会・その他近隣住民）と密接に連携して支援を展開します。長期入院からの退院支援では住居の情報が必要ですし、対象者に対して近隣から苦情が寄せられる場合は保健所や役所や民生委員との情報交換が欠かせません。通所開始、就労開始でも同様です。つなぎ役としては他の職種が活躍することが多いのですが、ひとたび関係機関の人々に「多職種チームの訪問看護師です」と自己紹介をすると、「何か問題があったときに相談できる相手」として認識され、医療的なアセスメントの役割とともに関係者間の調整役を果たすことが多いのです。私たち看護師が普段の臨床現場で何気なく実施している身体的・精神的両面からの観察・アセスメント・ケア的なかかわりは、今後ますます地域で必要とされていきます。多職種アウトリーチチームは、看護師が本来の力を発揮させることができる場所の一つとして、今後も存在感を増していくことでしょう。

**参考文献**
○ 三品桂子：重い精神障害のある人への包括型地域生活支援　アウトリーチ活動の理念とスキル, p15～16, 学術出版会, 2013.

第 2 章

# Q&A

# 1 家族

**Q** 統合失調症の30代男性の訪問看護をしています。母親の不安が強く、「この子は、何もできないので、私がずっと守ってきました。この子の将来が不安です」と繰り返し訴え、本人よりも母親の話を聞くことが多く困っています。本人中心の訪問看護を行うには、どうすればよいでしょうか？

**A** 　この事例のように、訪問看護の際、母親が同席することで対象者の思いが聞けないことがよくあります。特に、長期間家族が医療や社会福祉サービスを使わずに、閉ざされた家族だけで抱えてきた人の場合は、対象者と母親が一体化し共依存の関係になりがちです。訪問看護初期には、同席も可能だと思いますが、信頼関係がとれてから母親と対象者との時間を別にとることを勧めます。

　母親の支援としては、不安を傾聴し、病状の説明や情報の提供などを行い、対象者の自立を促す役割を一緒に進めていきます。また、母親自身のストレスを軽減するような工夫や息抜きの仕方などアドバイスをすることで、母親が元気になり、対象者との関係もよくなります。このように、精神障がい者の家族支援は必要であり、訪問看護師の役割は大きく、再発防止にもつながっていきます。

## ■ 解説

　地域で生活する精神障がい者の家族のつらさ・困難さは、計り知れないものだといわれています。統合失調症の人は、周囲の人たちとの人間関係に敏感になりやすいために身近な人たちの感情の表し方が病気の再

発に関係するといわれています。この質問の母親も感情表出（EE）の高い人で、過保護、過干渉になっているようです。ただし、高EEを引き起こす原因として、社会資源の情報も入らず、閉ざされた家族関係のなかで起こってきています。

家族は、病状悪化時に必要な支援が受けられなかったり、困ったときに、いつでも相談でき問題を解決してくれる場がなかったりするため、家族で抱えるしかない現状があります。

また、対象者の回復に向けた専門家による働きかけが少なく、多くの家族が情報を得られず困った経験をもっています。

このような現状を把握したうえで、訪問看護は、一般的な心理教育だけでなく世帯全体の家族状況や家族の力動を視野に入れた家族支援を行わなければなりません。

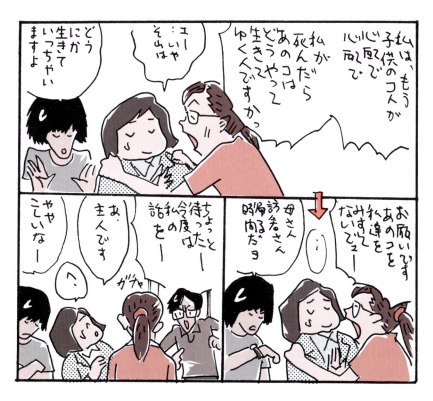

# 2 電話での頻回な確認

**Q** 対象者で看護師の次回の訪問日時について、1日に何度も確認してくる人がいます。どう対応したらよいでしょうか？

**A** 何のための確認をしてくるのかを明確にして、対応を一致させておくことが大切です。

■ 解説

　精神疾患のなかでは、強迫性障害をもっている人がいます。自分でもわかっていても不安感から確認せずにはいられない状態になっています。対象者のつらさを理解し、確認することで安心する場合があるので対応を一致させて、安心してもらうことが大切です。場合によっては、訪問の回数や時間を増やして安心してもらうなどの対応も必要になります。しかし、症状が高じたり長期にわたる場合は医師と相談し、症状を抑える薬などの利用を考える場合もあります。

　ほかには、関係者の対応を探ったり、試したりするために頻回に確認してくる人もいます。そのような場合も電話での対応は一致させ、訪問看護のなかで少しずつ対象者との間で約束事・枠組みづくりをしていくことが必要になっていきます。

　いずれの場合にも、対象者に、ステーションの事情（日中の対応体制…主に事務員が対応・電話が取れる人数など、夜間の対応体制…少人数で多くの人に対応する必要があること）について訪問時に、時間をかけて丁寧に説明し了解を得ておくことが日頃から必要になります。

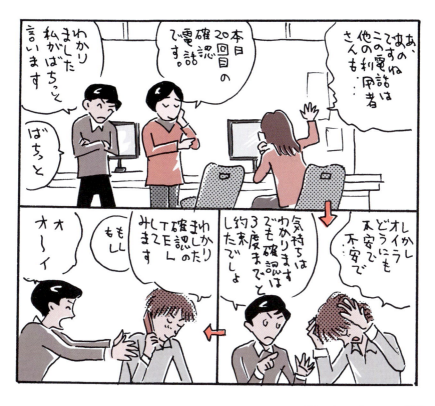

# 3 電話で「死にたい」という訴え

**Q** 電話で「死にたい」と言ってくる人についてどう対応したらよいでしょうか？ 止めるために訪問は必要でしょうか？

**A** その人の情報を的確に収集しておき（危険信号、過去のエピソード等）、関係者・ステーション内で共有しておくことが大切になります。緊急性の高いときには役割分担をして複数で対応する必要が出てきます。

### ■ 解説

　希死念慮は発作的に表れることがありますが、そのようなときには電話をかけてくる余裕もないことが多いと思われます。

　電話で「死にたい」との訴えがあった場合は、まず対象者が「死にたい」ほどつらい気持ちであることを十分理解する必要があります。しかし、電話をかけてこられる・ＳＯＳを出せる力はまだ残っているわけですから、何とか気持ちを切り換えて、少し待てるようにするような手伝いが必要になります。対象者の気持ち、そう思うようになったきっかけ等を聴いていき、気持ちを切り換える方法を対象者がもっているならそれをすることを勧めることも一つの方法です。「死にたい」気持ちになるときは、他の人と話せない夜間や休日などが多いと思われます。そのような場合は、できるだけ睡眠をとるなどの休むことに気持ちを向けることがよいと思われます。

　また、人によっては「死にたい」ということで、周囲の人の対応を試したり、巻き込んで混乱させていく場合があります。基本となるケアが

十分なされているうえで、対応できる範囲を超えている場合は、「あなたに死んでほしくはないが、緊急で訪問することはない」ときっぱりと言っていく場合もあります。

いずれの場合も電話での対応には限界があるので、訪問看護の時に、「死にたい」気持ちの整理、対応について対象者と確認を取っていくことが大切になります。また、電話があった後には担当者によるフォローも必要になります。

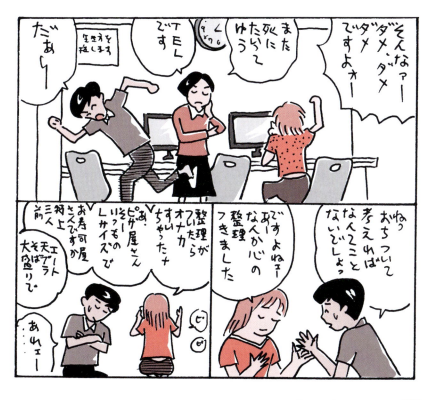

# 4 家族からの電話による問合せ

**Q** 対象者のなかで、遠方で別居している両親に被害的な妄想をもっている人がいます。父親が入院時は保護者になっていることから、心配してステーションへ連絡があります。家族からの問い合わせに対してどのように対応したらよいでしょうか？

**A** 本人・家族の思いを大切にしつつ、過剰にどちらかに肩入れしすぎない対応が必要になります。

### ■ 解説

　精神疾患をもっている人は、その経過のなかで家族に対して強い反発を感じ、時にその思いが病的な症状と結びついてしまうことがあります。また、そんな対象者を長い間見てきた家族の気持ちも、複雑なものがあることが多いと思われます。

　訪問看護師は対象者に対しての訪問なので、対象者の立場に立つことが一番に求められます。対象者の家族に対する思いを丁寧に聴いていき、その想いに添っていくことが大切です。家族からの連絡が入ったときには対象者に確認を取り、話す内容などもあらかじめ知らせておくことが、対象者の信頼につながるのではないでしょうか。

　しかし、時にはどうしても対象者の了解が得られない場合があります。そのようなときは、時間をかけて対象者にわかってもらう、関係者で役割分担をするなどの方法もとることがあります。

　家族からの情報を得ること、気持ちをきちんと受け止めることが、対象者にとって必要なときもあります。タイムリーな対応が必要となりま

す。

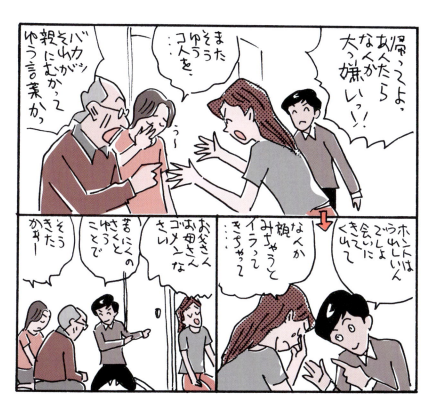

# 5 病状悪化

**Q** 訪問看護2か月前から外出時に、ヘリコプターが空から見張っていたり、車のウインカーがサインを送ってきたりしているので外出できないとの訴えが徐々に頻繁となっています。最近では、隣の駐車場に車を止めようとしていた人に、「そこに止めてはだめ！」と怒鳴りトラブルとなりました。主治医に報告しましたが、訪問看護師としてどのような対応をすればよいでしょうか？

**A** 2か月前の変化の原因があるかどうか、確認する必要があります。訪問看護の受け入れがよく信頼関係があれば、「困っていること・つらいこと」を聴きながら受容的な対応を心がけます。その人の生活リズムの変化（睡眠状況）、対人関係や服薬状況を観察します。

アクティングアウト（問題行動）が増えてくるようであれば、主治医と相談しながら対象者に現実検討を試みたり、受診の促しや服薬確認、服薬コントロールを行います。

場合によっては、入院を勧めることもあります。

### ■ 解説

基本情報を確認し、今までのエピソードの振り返りが必要です。以前も同様な症状があったかどうか、その際にどのような対応が可能だったのかを確認します。服薬中断から医療中断の可能性が高ければ、主治医と相談しながら病状の観察を行い、できれば主治医から服薬の確認をしてもらいます（ともすると、訪問看護を拒否する場合もあるので、見極

めが必要です)。看護師との信頼関係があれば直接確認してもよいと思います。対象者の病状によるつらさを聞くことで解決する場合もありますが、拒否傾向が強かったり行動化するようであれば服薬調整をしながら入院の見極めをしていきます。

　病状悪化を繰り返している人で信頼関係があれば、病状が安定しているときに「クライシスプラン」(p225) を勧めます。

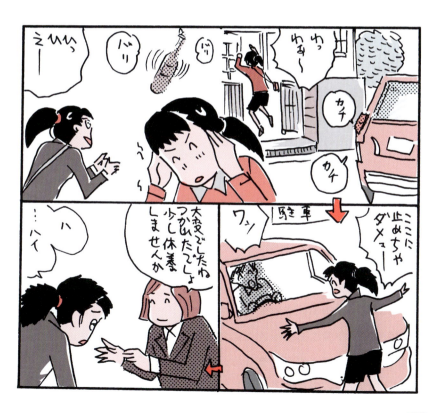

# 6 陽性症状

**Q** 幻聴や被害妄想に支配され、「母親が、グルになって皆に自分のことを言いふらしている。本当の親は、アメリカにいる。探しに行きたい」と言っています。どのような対応をしていけばよいでしょうか？

**A** 　幻聴や妄想は、対象者にとっては現実であり真実でもあるのです。その場で、否定したり批判しても効果はなく、自分のことをわかってくれないと感じてしまい訪問看護師に拒否的になったりすることもあります。

　統合失調症や病気のことを説明しても対象者は、納得しないでしょう。

　まず、幻聴や妄想などによる苦しさやつらさを受け止めましょう。「つらいですね。お困りなのですね」といった口調で対応しましょう。

　治療に関しては、主治医と相談しながら服薬コントロールや環境調整を行います。

## ■ 解説

　統合失調症の陽性症状は、急性期や再発時にみられ、①妄想、②幻覚、幻聴、③思考の混乱、④異常な行動があります。具体的には、人に自分の心の中を知られてしまう、誰かに監視されている、実際に起こっていないことを現実的な感覚として知覚してしまう、周りに人がいないのに誰かの声が聞こえてくる、実際に存在しないものが見える、思考が混乱してしまい考えがまとまらなくなってしまい話せなくなる、他人の質問に的外れの対応をする、などがあります。

治療方法としては、薬物療法が基本となりますが、社会適応を上げるためには包括的な支援が行われています。そのなかで、訪問看護を導入することによって、再発が防止されています。

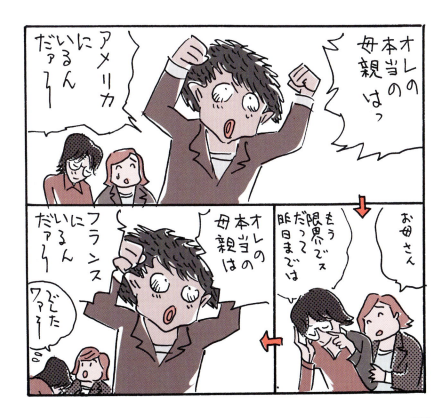

# 7 陰性症状によるひきこもり

**Q** 5年前から、「外に出るのが怖い。人と会うのが怖い」と言って、外出することが徐々に少なくなっています。日中も、何もせずぼんやりと過ごしています。散歩に誘っても、応じてくれません。どのように対応すればよいでしょうか？

**A** 長期間ひきこもっている人の特徴として、意欲・集中力の低下や疲れやすいことがあります。急に散歩に誘っても、動きたくとも動けないのが現状だと思います。ゆっくりと信頼関係をつくりながら、対象者のつらさを受け止め、「どうして人と会うのが怖いのかしら？」とやんわりと聞いてみてください。対象者が、語り始めたら受容的な対応で傾聴します。そのなかで、例えば、昔見た映画の話から一緒にビデオを借りてきて（初めは、看護師が借りてきてもよいでしょう）映画鑑賞をしたり、その内容を話したりします。対象者の趣味や好きなことからコミュニケーションをとり、実現できるようにサポートしていきます。

■ **解説**

統合失調症の人で、発症してから少し経過した後（急性期の後）に、長期的に表れる症状が陰性症状といわれています。特徴としては、感情の減退（喜怒哀楽が乏しくなったり、意欲や気力、集中力の低下がみられたり、興味や関心を示さなくなる）や思考能力の低下（言葉数が少なくなる。会話の内容が薄くなる）、コミュニケーションの支障（他人とのかかわりを避ける。ボーッと過ごすことが多くなる）などがみられま

す。

　一見「怠けている」と思われがちですが、対象者は疲れやすく、エネルギーがないから誤解を受けることもあり、陰性症状は対象者にとってもつらい症状なのです。

　このような症状の人には、あきらめず根気よく対象者に寄り添いながら、ゆっくりとリハビリテーションを行うことが必要です。生活の視点で小さなことからできることを見つけ、励ましていくとよいと思います。

　希望や願望がもてるようになれば、地域の関係機関につなげていくこともできます。SSTなども効果的です。

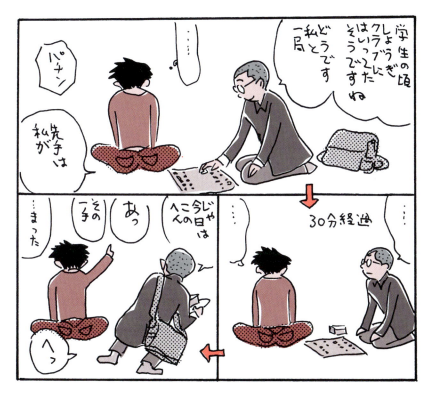

# 8 過鎮静

**Q** 向精神薬が効きすぎていて、体の自由がきかなくなっている状態（過鎮静）は、治療として好ましい状態なのでしょうか？

**A** 　過鎮静とは、抗精神病薬などの向精神薬が必要以上に効きすぎていて、眠気やふらつき、ボーッとする、体がだるい、などが起こる状態のことです。薬の作用で興奮を静める、病的症状を軽減するという作用のほかに副作用として起こる状態です。

　このような副作用は、症状を抑えるために一時的に強い薬が使われる場合にあることで、出現には個人差も大きく、同じ薬を飲んでいても、副作用の実感がない人や、非常につらく感じる人もいます。

### ■ 解説

　このように、過鎮静のデメリットとしては、症状が長く続くことで、日常生活に支障が出現し、活動や趣味にも集中が困難になる場合があります。

　また、支援のポイントは、対象者にはとてもつらい状態なので、対象者のつらさを十分に受け止め、過鎮静になっていることで、生活のうえでどのようなことに支障が出ているのかを把握することが大切です。

　一方で、生活のなかでどのようなことができているのか、という観察も行っていきます。

　バイタルサイン、排便と排尿状態の情報収集や食事量と水分の摂取量、睡眠状態の把握も行います。

　注意が必要なことは、副作用がつらくて服薬を中断してしまうことで

す。関係性があれば、薬を見せてもらうことも可能かもしれませんが、対象者が服薬を中断しているといえない場合もあるので、日々の様子や行動、表情、手指の振戦など、細かな観察を行うことになります。

対処方法として、主治医とよく相談をして、対象者自身が自分に起こっている症状を的確に伝えることが必要です。

薬の量を減らすことや、別の薬に変えてもらうということを主治医と一緒に検討できるとよいと思います。対象者は訪問看護師と相談をして、どのように主治医に伝えるかの方法を考えたり、必要であれば訪問看護師から主治医に連絡を入れることも可能だと思います。

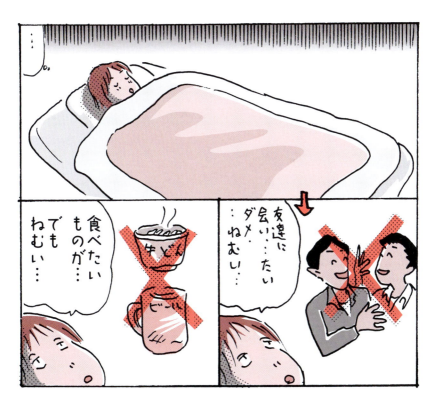

# 9 薬物療法の副作用

**Q** 薬物療法の副作用にはどのようなものがありますか？強い副作用を呈している人にはどのような支援ができますか？

**A** 薬は、それぞれに症状を和らげ安定させる、症状を抑える、副作用を抑えるなどの目的で処方されます。

しかし、期待される効果以外に、副作用の出現も多くみられます。副作用は以下の四つに分類できます。

① 薬が効きすぎる場合

眠気や倦怠感、歩行時のふらつきやよだれが出る、呂律が回らないなど。

② 薬が働いてほしくない神経に働いてしまう場合

パーキンソン症状や錐体外路症状、ジスキネジアなど。

③ 依存性、退薬症状

薬を急に止めることで出現する症状。

④ アレルギー反応

薬が体質的に合わない場合に出現する湿疹やかゆみ、肝障害など。

### ■ 解説

副作用が出現すると、服薬をしている対象者は恐怖感や不安感を感じます。身体的にもつらい状況が出現するため、自分の判断で服薬を中断することも考えられます。副作用に苦しんでいる対象者をみている家族もまた不安になってしまいます。

つらさを受け止めるとともに、生活上の障害になることをしっかりと

見極めます。また、身体的なアセスメントも重要なので、排便・排尿の様子やバイタルサイン、皮膚の状態、振戦、ふらつき、眠気や倦怠感など十分な観察を行うことになります。

　常に、対象者がどのような薬を飲んでいるのか、処方の変更があったのかということに注目し、訪問看護師が早期に変化に気づくような配慮を行います。

　副作用によるつらさや生活上で支障が起こっていることを、主治医に伝える必要があります。対象者が診察で伝えることを支援したり、早急な状況であれば訪問看護師が直接主治医に伝える必要があるでしょう。

　薬物療法を受けるにあたって訪問看護師の基本姿勢として、決められた薬の量をきちんと服薬していること、自己判断で勝手にやめたり、飲み過ぎたりしていないかを観察することが必要です。

　例えば、夜なかなか寝られない、逆に朝なかなか起きられない、という訴えを聞く場合があります。薬が効かない、または薬が効き過ぎる、という訴えになるわけですが、就寝時の薬だけの問題にはとどまらず、日中の薬はきちんと飲めているのか、日中の活動や休息の状況がどうなっているのか、就寝時薬は何時に飲んでいるのか、ということも重要なアセスメントになってきます。

　内服を中断することによる身体症状もあるので注意が必要です。

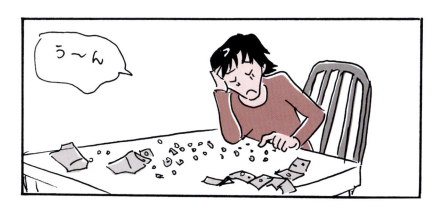

9. 薬物療法の副作用

# 10 拒薬・怠薬

**Q** 内服を拒否している人には、飲んでもらえるまで薬の必要性についての説明を行ったほうがよいのですか？

**A** 統合失調症の人のなかには、病識や病感のない人もいます。また、疾病の傾向として認知機能が障害されていることも考えられます。薬は必要ないと感じている場合や、服薬する根拠が曖昧になっている場合があります。

服薬を中断するという背景には、薬が飲みたくない、薬は飲みたいけど副作用がつらい、服薬に対して被害的・妄想的な受け止めをしている、飲んでも効いていない、また薬を飲んでいたら症状が楽になりもう薬は必要ないのでは、と思い、薬をやめてしまうこともあります。「薬を飲むとだめになってしまう」と考え服薬を中断してしまうこともあるでしょう。

■ 解説

薬に対する受け止めや、思いがそれぞれにあります。対象者の思いを丁寧に聴くことはとても重要です。

訪問看護師も家族も薬を飲んでもらいたいために強く服薬を促したくなるのですが、それは逆効果になる場合があり、根気強く話を聴き、対象者にとっての飲み心地や対象者にとって納得のできる方法を考えていけたらよいと思います。

主治医と協働し対処を考えていくことが必要になります。

実際に薬を中断した人のうち70〜80％は1年以内に再発する可能性が高いといわれています。服薬の中断は病状悪化のリスクが高くなり、最

悪入院に至ることもあります。

　「薬」というのは、対象者にとっても家族にとっても、支援者にとっても重要なテーマとなるので、調子がよいときには薬に対しどのような思いをもっているか確認をしておくことも効果的かもしれません。

　服薬の継続を考えると、最終的には「対象者が自分で納得して薬を飲む」ということが支援のポイントになります。

　薬の副作用だけを強調して伝えると、服薬を中断してしまうことになりますので、服薬のメリットも十分話し合いをしながら訪問看護を行うことが重要になります。服薬をすることで、自分のやりたいことや、新たなチャレンジに時間が使えるような生活が可能になるということも一緒に共有していくとよいかもしれません。

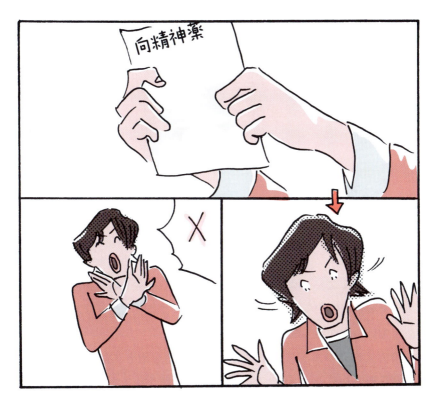

# 11 薬が合っていない

**Q** 内服している薬が合っていないのではないかという相談を受けました。薬が合っているかどうかの判断はどのようにしたらよいのですか？

**A** 　主治医と十分に相談をすることが必要になります。具体的な症状や困っている事柄を伝え、他の薬を試してみたほうがよいでしょうかと丁寧に伝えてみることです。

　自己判断で処方された薬を調整したり、減薬したり、中断したりすると今以上に症状が悪化していく可能性もあるので、十分な相談が必要になるでしょう。

　また、薬の効き方には個人差もあるので、即断即決をしないように訪問看護では対象者にとっての飲み心地についてよく話を聴き、現在起こっている体の変化や生活上の困ることを把握していく必要があります。

■ **解説**

　訪問看護として重要なことは、主治医との方向性を共有しておくことだと思います。主治医と十分に情報交換をする必要性があります。

　対象者や家族にしてみれば、そもそも薬に対し疑問をもったり、本当は薬を飲みたくない、こんなに症状がつらいのに全く改善されない、このまま薬を続けていてもよいのだろうか、などとさまざまな思いが背景に潜んでいるのかもしれません。

　この訴えをそのままにしていると、不信感を抱き主治医を変更したい、医療機関を変更したいということもよく聞かれます。最悪、服薬自

体を中断してしまうこともあるかもしれません。

　薬剤によっては、開始してすぐに効果の表れないものや、中断してしまうことで離脱症状が出現するものがあります。早急な結果を求めるあまりに、治療薬が定まらずいろいろと変わってしまう、薬の種類が増えたり、量が増えてしまうことも心配です。そうなると、結果的にどの薬が効いているのかわからなくなってしまったり、副作用だけが目立ってしまったりと薬のデメリットだけが出現する可能性が高くなります。

　対象者のつらさや、薬に対する思いを十分傾聴していくことが重要になります。

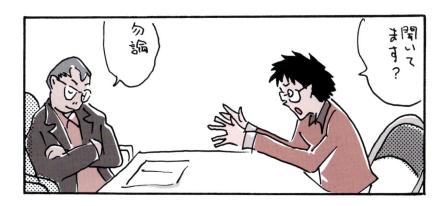

# 12 診断の違和感

**Q** 訪問看護を継続していくなかで、対象者の状態と診断名に違和感を覚えることがあります。また、対象者、家族から診断に対する不信感の訴えを聞くこともあります。どのように対応したらよいのでしょうか?

**A** 　継続して、対象者とかかわっていくなかで、診断に違和感をもった場合はやはり訪問看護師は直接主治医と相談してみることがよいと思います。そのなかで主治医の見立てと訪問看護での情報をすり合わせていくことが大事だと思います。

　現在は、インターネットが発達していて誰もが簡単に病気や薬のことを調べられ、いろいろな情報収集が可能になっています。

　クリニックや病院で知り合った友人と話をしていて、同じような体験を共有したり、飲んでいる薬が一緒ということを知る機会もあるでしょう。同じ薬を飲んでいるのにどうして病名が違うんだろう、自分はインターネットに書いてあった病名とは違うと思う、という思いをもつ機会になるかもしれません。

　情報化社会なので、多くの人がさまざまな疑問をもって診察を受けたり薬を飲んでいることでしょう。違和感をそのままにしていることで、医療不信や医療の中断につながる可能性もあるので注意が必要です。

### ■ 解説

　精神科の病気は血液検査やレントゲン検査で病名を診断されることはないので、本当に信じてよいのか疑問をもっている人に訪問をしていると出会うことがあります。主治医や病院の看護師に説明されても納得で

きないという人もいます。「自分は病気ではない、先生が間違っている」と信じている人もいます。

　主治医が病名を診断する際には、診断分類・診断基準というものが存在します。生育歴、発症までの経過、生活史、家族歴、性格傾向、現在の症状やどのような生活上の不都合が起こっているのかなど詳しく聞いて病名を判断していると思います。

　対象者や家族が情報収集して判断することや、対象者が精神病を否定する場合もよくありますが、その辺はやはり専門家の診断に委ねるほうが確実だと思います。

　しかし、主治医を信じることは大切だと思いますが、疑問をそのままにせず、相談してみることは大切なことだと思います。

　精神科の病名宣告の心理的影響は対象者にも、家族にもかなりのダメージになるので、訪問看護ではそのあたりをよくくみ取って対応をしていかなくてはなりません。

　現在は障害をオープンにすることも多くなっていて、当事者活動も活発な世の中でありますが、いまだに世間体を気にする家族は多くいることも事実です。

　精神科の病名を告知され、それを受け入れ、服薬し、通院の継続を生活の一部に取り入れることは、時間も覚悟も必要なことなのです。

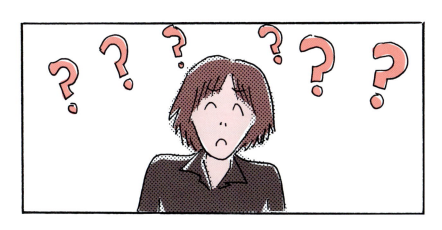

12.診断の違和感

# 13 不在

 **決まった時間や曜日に訪問していますが、家にいないことが続いています。どうしたらよいでしょうか？**

 　不在の状態はどのくらい続いているのでしょうか？　理由は何か聞いていますか？

　時間、曜日の都合が悪くなったり、急な予定が入ることもあるかもしれません。対象者の都合に合わせて訪問することが必要でしょう。不在と思っても、もしかしたら寝ている可能性はありませんか？　昼夜逆転などで昼間寝てしまっていることがある場合には、夜間に電話などでの連絡が必要となります。単純に訪問を忘れているのであれば予定をカレンダーなどに書き込んでもらい、できるだけ曜日と時間は変えないほうがよいでしょう。病状の悪化で幻聴に促されふらふらと外出してしまう場合は、やんわりと服薬の確認も必要です。大きな声を出さず静かに話しかけてください。

　訪問看護を拒否または必要性を感じていない人について、理由によっては担当看護師と話ができない場合もあるので、主治医やワーカーと相談し、今後の方針について対象者と話をしてもらいます。

### ■ 解説

　不在の理由は人それぞれです。ただ、対象者が訪問看護は必要ないと感じているイメージは想像できます。単発で不在だった場合には不在についてはあまり問い詰めず、次に会える日を約束しておくだけにしておくことです。関係性ができている場合は、事前にキャンセルの連絡を入れてもらえるようにお願いすることも大切です。訪問時、連絡がなく不

在だったときに心配した気持ちを伝えてもよいと思います。

　また、訪問看護師に会うことを拒否している場合には、正直に理由が説明できないこともあります。あまり訪問時に不在が続いた場合には、訪問看護師に対して拒否の意思表示をしている場合があるので別のスタッフの介入を検討してください。

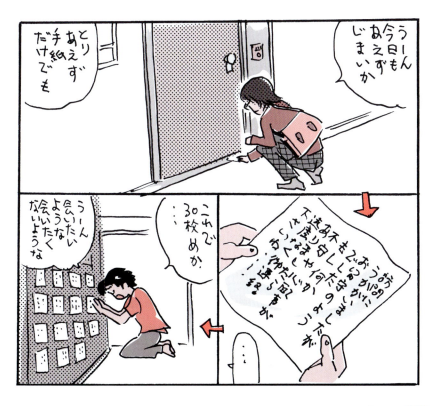

# 14 入院の見極め

**Q** 訪問看護を継続するには、入院は勧めないほうがよいですか？　入院を勧めるときはどういう場合ですか？

**A** 　入院には、対象者の意思や家族の意向、関係機関や通所先の状況など、広く情報を収集して判断することが必要です。生活上どのような困難があるのか、対象者や家族の困り事や心配事が何かをくみ取る必要があります。生命にかかわる場合もあります。

　家族や周囲の人たちが入院の必要性を判断する場合や、症状に左右され行動化してしまい警察や保健所の介入で入院になってしまう場合などは緊急性を要することも多いかもしれません。

## ■ 解説

　対象者が入院を自己決定する場合は問題ありません。ただ、それが現状からの回避であれば退院後のことも考え、対象者とは十分な整理を行い、入院の決断をしてもらう作業が必要になるでしょう。

　訪問看護に入っていて、病状が再燃することがあります。その際に、入院の決断に迫られる場合があります。もちろん入院の決定は主治医が行うので、主治医とは十分な情報交換や、経過の報告など細かなやり取りが必要になります。

　また、対象者の受け止めや思いも十分把握しておくことが必要です。家族の思いや、関係機関や通所事業所などとの連携も考えておきます。

　ただし、最も重要なことは、入院に至らないような訪問看護を実践することです。そのために、以下のようなクライシスプランを作成します。対象者と一緒に立案し、対象者にも持っていてもらいます。対象者

の調子がよいときに作成しておくと、病状の振り返りにも役立ちます。

① 調子が悪くなる前ぶれ（前兆）を一緒に整理する。
② 自分がどんな工夫ができるのかを考える。今までの経験からどのようなことを試してみて効果があったのかを整理し、新たな工夫を一緒に考える。
③ 周囲の人にどんなことをサポートしてもらいたいか。
④ 周囲の人にどんなことをされたくないか、どんな声かけはいやなのか。

クライシスプランを作成しても、再発がなくなるわけではありません。訪問の頻度を増やし、対象者や家族の不安の軽減に努めます。薬の副作用や身体的なモニタリングも必要です。

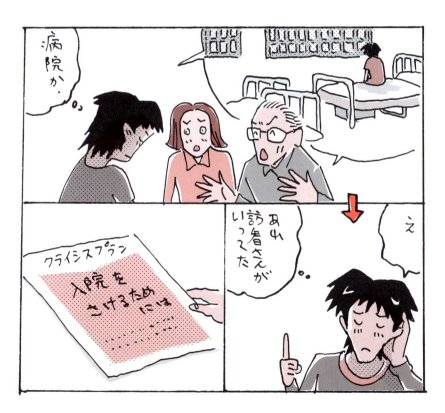

14. 入院の見極め

# 15 病気の理解

**Q**　「自分は病気ではないのに、どうして訪問に来るのか」と言われてしまいます。病気の理解を深めるためにはどのようにアプローチすべきですか？

**A**　対象者がどの程度自分の病気のことを理解しているのかというアセスメントが必要になります。訪問の指示書には、病気の告知や受容に関する記載があるので参考になると思います。訪問看護にとって、病気の理解の程度は、これから先の生活や服薬に大きくかかわってくるのでとても大切な確認作業です。

病気の理解というと、対象者自身の理解が中心になりますが、家族も同様に、病気をどのように理解しているかは大切なポイントになります。

病気の特性から、認知の障害をもつ場合も多いので、訪問看護のなかで、なぜ薬を飲むことになったのか、主治医から病気のことをどのように説明されているのかを、聞かせてもらうことがあります。

受療のきっかけや、通院期間、入院の理由、現在の病状などについて訪問のなかでインタビューしていきます。

### ■ 解説

対象者が病気に対しどのような受け止めをしているかは、初回の訪問から一気に聞くようなことはしません。対象者との関係性をつくりながらそのなかで、いろいろと聞かせてもらうことになるので、焦ることなくゆっくりと聞いていきます。

インタビューをするときに、話したくないことは「話したくありませ

ん」という意思表示をしてもらうことも説明をします。相手を尊重し、あくまで相手のペースで訪問を進めることが大切です。

　自分の病気のことをどれだけ理解しているのかを把握できたとして、「病識がある」「病識がない」「何となく自分の症状について説明できる」など、支援者側の理解、受け止めについてもさまざまです。

　病識がないからといって、生活ができないとはいえないので、病気の理解の程度だけでその人全体を判断してはいけません。「自分は病気なのかどうかわからない」と言っていても、定期的に診察に行き、薬をしっかり飲んでいる人がいます。また、症状がたまたま偶然起こったもので、もう起こることはないと言いながら毎日仕事をしている人もいます。薬は飲んだり飲まなかったりの生活になっています。

　入院という体験はつらいのでもう二度と入院はしたくないと言い、服薬を欠かさない人がいます。しかし、入院はしたもののどうして自分が入院をすることになったのかわからないと言う人もいます。

　事例にあげた人たちは、病識があるとはいえませんが、地域のなかで、自分の生活の場で過ごしています。当然多少の症状の悪化があってもそれを乗り越えています。

　「病気の理解」は重要ですが、それよりも大切なことは関係性を深めていけるかどうかです。病気の理解を深めてもらおうと焦らず、ゆっくり機会をみて病気の理解についてアプローチをしていくことです。

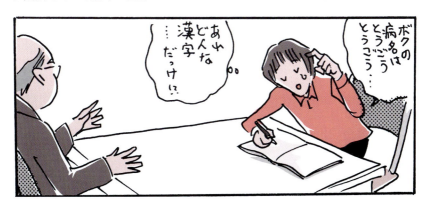

# 16 拒否

**Q** 訪問看護が必要で主治医から依頼が来ましたが、対象者は訪問を拒否しています。どうしたらよいのでしょうか？

**A** 対象者が拒否している理由は何でしょうか？ もしかしたら訪問看護について「監視される、生活を脅かされる、恐い人が来る」などと思っているのではないでしょうか？

もし入院している人であれば、入院中に顔合わせをしてはどうでしょう。いきなり知らない人が自宅に来ることを不安だと感じるのはよくあることだと思います。病棟の担当の人や家族を含め顔合わせをしておくとは本人や家族、支援者にとっても安心です。

入院していない人であれば、初回の訪問に紹介者や家族が立ち会うことも対象者にとって安心感につながります。いずれにしても、対象者が安心できる環境づくりが大切でしょう。

また、病状が悪く幻聴、妄想などが強い時、うつ状態、不眠等の時にも誰にも会いたくないと訪問拒否になることもあります。対象者の都合のよい時間等を聞きつつ電話や簡単なメモなどで状況を尋ね意向を聞くことも大切です。そのようなときは主治医と連携を取りながらの対応が必要となります。

## ■ 解説

看護師に対してのイメージは個人差があります。訪問看護に対してイメージがあいまいな場合は恐怖感を抱く人もいるので、初めて訪問看護を受ける対象者に対しては特に丁寧な対応が必要です。できるだけ対象

者の希望を聞き恐怖感を取り除き、対象者が信頼している支援者の人から説明してもらうことも有効です。金額的な問題が気になり訪問を拒否していることもあるので、利用料についてはわかりやすく文章等で提示することを勧めます。

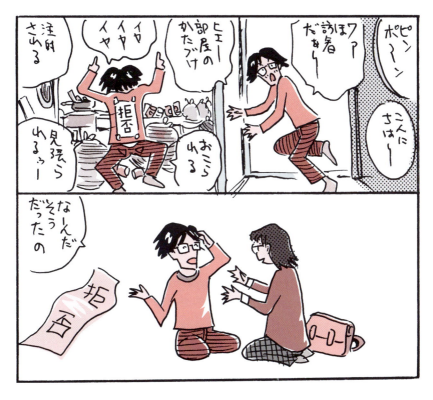

# 17 精神科主治医との連携

**Q** 精神科主治医との連携は具体的にはどうすればよいのですか？

**A** 精神科主治医との連携の具体的な方法としては、ケースカンファレンス、報告書、手紙、電話などがあります。ケースカンファレンスは、主治医を含めさまざまな関連機関と一度に連携をとれる唯一の機会ですから極力参加しましょう。

「報告書」は訪問内容や対象者の状態を月に一度、主治医に提出するものです。また、急を要するものでなければ、受診時に「手紙」という形で対象者の状態を報告したり、対象者が困っていることなどを文章で伝えたりする方法もあります。過量服薬や精神状態悪化などで急を要するものには「電話」での連携が必要になってきます。その際には、明確に状況を伝え指示を仰ぎます。あらかじめ主治医の勤務日や連絡が取りやすい時間を把握しておくとよいでしょう。

## ■ 解説

**情報共有の具体的内容**

① 対象者の服薬状況や副作用についての報告・相談
② 対象者の病状の報告・相談
③ 対象者の日常生活状況の報告・相談
④ 対象者への訪問の仕方、ケアの内容の報告・相談

などがあげられます。

**アセスメント**

対象者の状態が急を要する状態なのか、待てる状況なのかによって報

告や相談の方法は変わってきます。そのため、日頃からアセスメント能力を高めておくことが大切です。訪問看護の先輩が、どういったときに、どのような手段を使って連携をとっているのかミーティングやカンファレンスで確認しておきましょう。また、主治医とは普段から相談しやすい状況をつくっておくことが大切です。

**訪問看護計画書・報告書**

訪問看護は主治医からの指示書を受けて対象者を訪問し、看護を提供しています。そのため、月に一度「訪問看護計画書・報告書」という形で対象者の状態を報告します。対象者の状態像や看護の方向性が明確に主治医に伝わるように、簡潔明瞭に記載することが大切です。

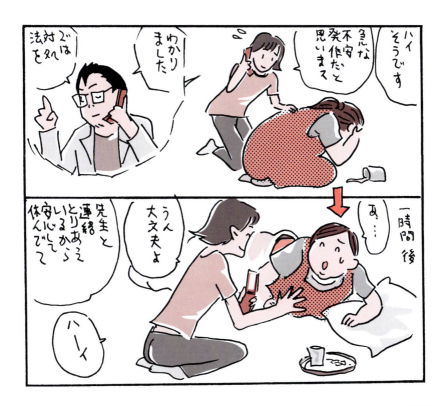

17.精神科主治医との連携

# 18 身体科主治医との連携

**Q** 指示書はありませんが、内科の医師に治療のことで確認したいことがあります。身体科主治医との連携はどうしたらよいのですか？

**A** 精神科訪問看護を利用されている人でも、合併症をもっている人は数多くいます。訪問した際に、精神科の処方とともに内科等の処方も一緒にセットするなど支援されていることでしょう。もちろん、身体疾患の観察やケアも行われていると思います。しかし、身体科主治医には「訪問看護計画書・報告書」という形では対象者の状態の報告はなされません。対象者の同意がとれれば、身体科の治療方針を聞き、対象者の状態についての報告や相談は積極的に行うことが望ましいでしょう。精神科訪問看護の対象者は医師にはなかなかうまく自身の状態を話したり副作用のことなどを相談したりすることができない人が多いのです。そのため、受診の際に対象者の現在の状態や服薬状況、副作用など必要なことを「手紙やメモ」としてもっていってもらったりします。もちろん、緊急時には「電話」連絡をして情報を伝えます（指示書を書いた主治医でない場合）。

## ■ 解説
### 個人情報の問題

身体科主治医と連携をとる際には必ず、対象者の同意を得なくてはいけません。対象者には精神科と身体科の両方をみてくれることに期待を寄せている人が多くいる一方で、精神科訪問看護を利用していることを身体科主治医に知られたくない人もいます。

また、高齢になると精神科に入院するというより身体科の治療のために入院することも多くなります。その際にはサマリーを送り、居宅での生活状況や状態を伝えることで継続看護がなされます。しかし、入院してしまってからでは同意をとることは難しくなるので、サマリーの送付に関しても事前に対象者の同意をとっておきましょう。

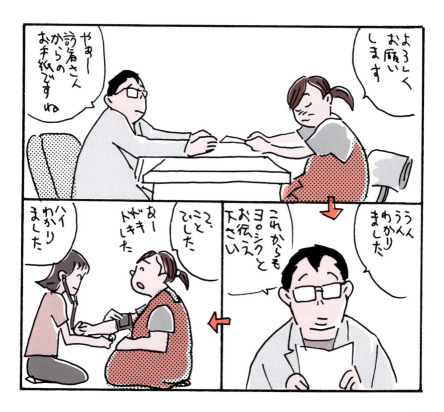

# 19 行政(障害福祉課、生活福祉課、保健所)との連携

**Q** 行政との連携は具体的にはどうすればよいのでしょうか? 何を話すのですか?

**A** 行政との連携の方法としては主治医と同様にケースカンファレンス、情報提供書、電話などの方法がありますが、「情報提供書」は対象者の同意がとれていないと送ることはできません。一番多く利用するのは「電話」での連絡です。内容としては、情報共有や相談等が主だったものですが、内容としては、疾病よりも生活や福祉サービスに重点をおいた形での相談等が主になります。地域連携では、対象者をサポートしているチームのなかでキーパーソンが誰なのかが明確になっていなければなりません。ただし、対象者ごとに関連機関は異なりますので、訪問看護の導入時やケースカンファレンスの際にどの機関にキーパーソンがいて、どの機関がどのような役割をするのかきちんと確認しておきましょう。

## ■ 解説
## 情報共有の具体的内容
### 障害福祉課(保健師、ワーカー)
① 対象者の病状の報告・相談
② 受診同行の依頼:受診拒否時など
③ 行政上の手続きの依頼:障害者福祉手帳、自立支援医療など
④ 福祉サービスなど導入の相談:有効な社会資源の活用
⑤ 訪問看護の方向性についての報告

**生活福祉課(ワーカー)**

① 金銭面での報告・相談：金銭管理・金銭にかかわるトラブルなど
② 生活面での報告・相談
③ 就労に関しての報告・相談：対象者の就労の意思、希望など

**保健所(保健師 等)**

① 対象者の病状の報告・相談
② 訪問同行の依頼

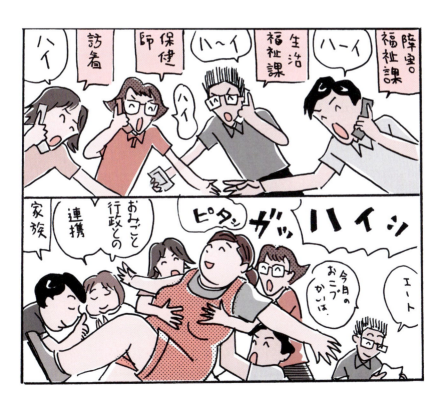

# 20 病院ワーカーとの連携

**Q** 担当の対象者には担当の病院ワーカーがついています。病院ワーカーとの連携は具体的にはどうすればよいのですか?

**A** 病院ワーカーとは訪問看護の依頼時や退院前ケースカンファレンス、その後の報告や相談などで連携をとっていきます。病院によっては地域医療連携室を設置しているところもあります。大きな病院などで主治医と連絡がとりにくい場合や、病院側からの連絡が主にワーカーから来る場合には、訪問看護からの連絡も主にワーカーにするケースが多いでしょう。ワーカーとの連携手段としては「電話」での連絡が主で、内容としては対象者の精神状態、服薬・生活状況の報告や相談、制度・障害福祉サービスの相談、主治医への伝達などです。緊急時、主治医の意見を仰ぎたいときでも、対象者の状態や経過を把握しているワーカーを通すことでスムーズに進むことが多いと思います。

## ■ 解説

**病院ワーカー**

病院の相談員であるワーカーはメディカルソーシャルワーカー(MSW)と呼ばれます。そのなかで、精神科の相談担当者を精神科ソーシャルワーカー(PSW)と呼びます。精神科ソーシャルワーカー(PSW)は有資格者の場合、精神保健福祉士とも呼ばれています。

**精神保健福祉士**

精神保健福祉士とは、「精神保健福祉士の名称を用いて、精神障害者の保健及び福祉に関する専門的知識及び技術をもって、精神科病院その

他の医療施設において精神障害の医療を受け、又は精神障害者の社会復帰の促進を図ることを目的とする施設を利用している者の地域相談支援の利用に関する相談その他の社会復帰に関する相談に応じ、助言、指導、日常生活への適応のために必要な訓練その他の援助を行うことを業とする者をいう」(精神保健福祉士法)

**医療機関における PSW の役割と機能**

① 社会復帰、福祉・制度サービスに関する相談・援助
② 日常生活への適応のための訓練・援助
③ 生活上の問題や社会的問題の解決に向けての援助
④ 患者および家族への受療相談・援助
⑤ 地域関連機関との連携および院内調整

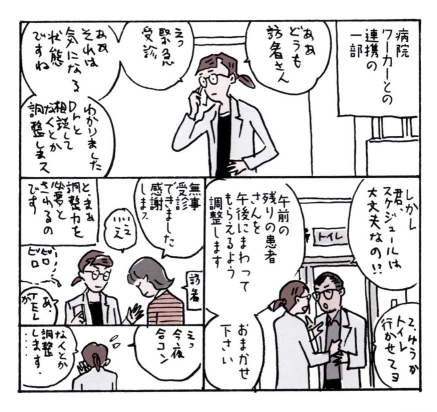

# 21 コミュニケーション

**Q** 統合失調症の陰性症状が強く、訪問してもほとんど話さない対象者への対応はどうしたらよいでしょうか？

**A** まず、対象者に対して「あなたのこれまでや、将来の夢を知りたい」という気持ちをもつことから始めてみてはいかがでしょうか。そして、対象者の負担にならないように気をつけながら、距離を少しずつ縮めていくことが大切です。焦らないで気長にいきましょう。

### ■ 解説

　統合失調症の人は、対人緊張が強かったり、コミュニケーションがとりにくいようにみえる人がいます。しかし、どんな人でもその人が今まで歩んできた人生があり、豊かで誰にも負けない強みがあります。

　一方的に質問するだけでなく、自分が知っている情報を確認したり、社会的なことを話したりするなかで、少しずつその人らしさがみえてくると思います。時間はかかるかもしれませんが、かかわり続けることをあきらめないでください。そして、時には沈黙も大切にしてよいと思います。

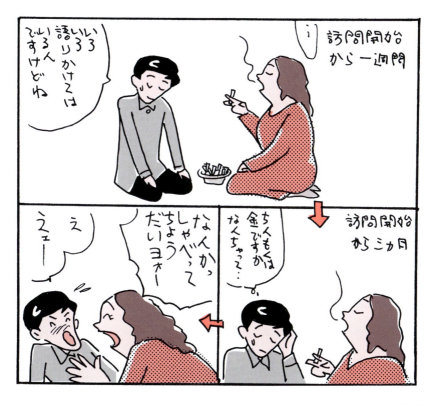

# 22 不定愁訴

**Q** 対象者でいつも身体の痛みを訴える人がいます。検査をしてもどこにも異常はみられず、医療機関を転々としています。このような人にはどのように対応したらよいのでしょうか？

**A** まず、対象者のつらさを理解していくことが大切です。対象者は身体のつらさに加えて、そのことを誰からも理解されないという二重のつらさを味わっているのです。

## ■ 解説

　身体的には特別な異常がみられずとも、身体の一部や全身に痛みなどの苦痛があるということはつらいものであるという共通の認識に立つことが大切です。そのうえで、時には精神科の薬などの直接身体に働きかけるものではなく、気持ちをリラックスさせるものを利用するなどの方法や、身体を温めたり、動かしたりするなどの方法・気持ちを切り換える方法などを提案していくことはできます。身体に直接触れることのできる看護師の強みを発揮できるチャンスととらえたらいかがでしょうか。

　ただ、気をつけなければならないのは、やることはあくまでも対象者が決めるということであって、看護師は提案・手伝いというスタンスを踏み外さないということです。やりすぎると、場合によっては相手から攻撃されることもあります。

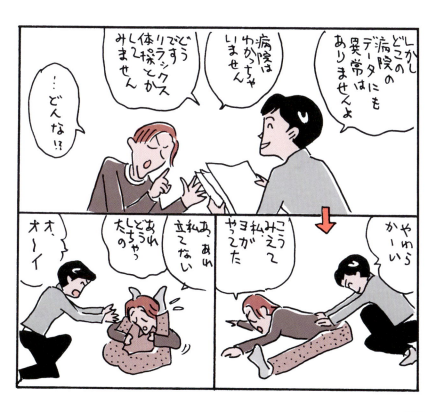

# 23 他者を受け入れられない

**Q** 対人関係が築けず訪問看護以外のサービス利用につながりません。ホームヘルプや通所サービスが必要だと思うのですが、どうしたらよいのでしょうか？

**A** 　人見知りの限度を超えて対人恐怖などがある人に無理は禁物です。まずは対象者の意向の確認が必要です。対象者も利用を希望している訪問看護師と関係が取れているのであれば、最初は訪問看護の時間と合わせてみてはどうでしょう？　徐々に時間をずらしていくことをすると安心されるかもしれません。時間も短い時間から始めて様子をみます。対象者の負担にならないことが大切です。

　通所サービスが必要と思われる気持ちもわかりますが、まずは紹介される人がその場所がどんな所なのか、どんなスタッフがどのようなサービスをしてくれるのか知っておく必要があります。実際に出向いて見学をする、電話で確認をする、パンフレットを取り寄せるなど、対象者に提供できる情報を揃えておくとよいかと思います。また、対象者が興味をもってもらえたら見学など可能な限り同行するとよいと思います。

　対象者が困ったときなど、担当看護師が通所先のことを知っていたほうが相談にも乗りやすいかもしれません。

## ■ 解説

　対人恐怖の場合は最初から慣れてもらうようにと大勢で押しかけたり、よかれと思って最初からサービスを詰め込みすぎずに、まずは1対1の関係をつくることから始めます。対象者の言動が理屈に合わなくても、現実とかけ離れていてもできるだけ受け止めるようにします。しか

し、できない約束や嘘をつくなど今後の関係が壊れてしまうような言動は避けましょう。対象者の気持ちをくみ取ることができて、関係性がついてきたら次の段階としての提案ができるようになるかもしれません。あわてないでじっくりと対象者とかかわることが大切です。

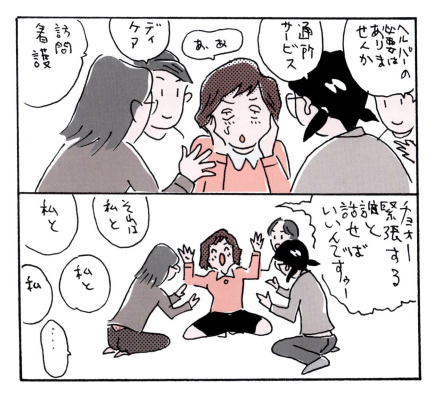

23. 他者を受け入れられない

# 24 家族関係の調整

**Q** 対象者は母子家庭で育ち、過干渉傾向の強い母親と不登校の高校生の娘の3人暮らしです。月に数回、元夫が自宅に現れ、娘の不登校の原因が対象者にあると言って責めるため病状悪化の原因となっています。母親も「あんな男と一緒になったお前が悪い」と繰り返し愚痴をこぼしています。それを聞いて娘は、ますますひきこもりになっている現状です。このような家族関係をどのように調整していけばよいでしょうか？

**A** 家族関係が複雑で、対応が難しく対象者の精神状態がますます悪化しているのですね。私たちは、ともすると対象者である本人だけにかかわり、病状悪化の原因が家族との関係（高EE）にあることを見逃しがちになることもあります。また、このQのように家族調整が必要だと思っていても、どうしたらよいのかわからないことが多々あります。

まず、対象者との信頼関係を築きながら、母親にも不安やつらさを聞き困っていることなどを傾聴します。内容によっては、対象者のいない所で話すことも必要です。母親には、自分の楽しみを増やすように、家族以外の人に出会うことを勧めます。家族会を紹介してもよいと思います。

娘に関しては、状況を対象者に聞きながら、訪問時に声をかけ、両親との微妙な関係や父親に対する思いなどをアセスメントし、対象者との関係を調整することが必要です。場合によっては、関係機関につなげていくこともあります。元夫については、訪問時に同席してもらい、病状の説明や治療に協力するように促していきます。

家族関係の調整は、プライベートな問題に直面するので、焦らず時間をかけながら丁寧にかかわっていきます。

■ **解説**

　精神疾患を抱えている家族や対象者は、病気そのものの苦しみや支援がないことの苦しみのうえに、社会に理解がないことの苦しみをもちながら地域で暮らしています。

　家族支援というと高齢の両親がイメージされがちですが、この事例では、母親と対象者の娘と別れた夫が、複雑に絡み合って対象者の精神状態に影響を及ぼしています。訪問看護では、対象者と家族が良好な関係をもてるようなコミュニケーションの取り方のモデルになったり、物理的な距離の取り方をアドバイスしたりしながら生活支援を行っていきます。

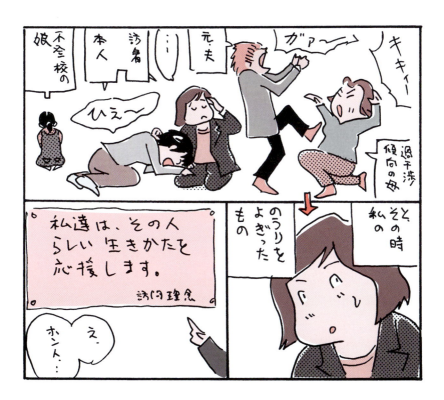

24. 家族関係の調整

# 25 訪問してもよくならない

「訪問看護を受けても目に見えた変化がない」「専門家が来てくれたらすぐによくなるのだと思っていた」「効果がないのに何のために訪問看護を受けるのか」と対象者や家族に言われてしまいます。

確かに、訪問を開始してもなかなかよくならないと感じている対象者、家族はいると思います。

訪問看護を導入して症状を治める、安定させるということを期待する人は多いと思いますが、訪問看護が効果を発揮するまでには個人差があると思います。長い付き合いのなかで訪問看護が対象者の回復（リカバリー）のために有効だと実感され、再発の予防に役立つような結果になると考えます。

■ **解説**

統合失調症の病気の特徴の一つに対人関係障害があります。訪問看護は時間がかかるかもしれませんが、関係性を深め安心感をベースとしたなかでさまざまな支援が可能になります。病気の理解に対するアプローチもその一つです。

私たちは、生活全般のなかで対象者のニーズに沿うような支援を行いますので、再発予防の工夫をするために一緒にクライシスプランを立てたり、対象者がチャレンジしてみたいという目標や希望を応援し、生活や活動を広げていくための提案や支援を行います。

それらの支援を行っていくことが、結果的に病状の再発を予防することになったり、元気を取り戻すことになります。

病気そのものにアプローチできるということではないにしても、対象者の生活や自信の回復が結果的に症状に対し、プラスの影響を及ぼすということに効果があると思います。

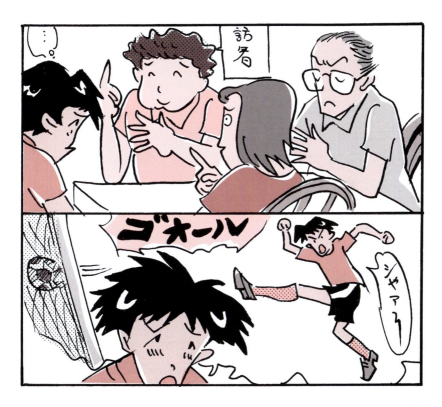

25.訪問してもよくならない

# 26 訪問看護からの卒業

**Q** 訪問看護を卒業するのはどういうタイミングで行うものなのですか？

**A** 対象者の状況により、訪問看護を終了する場合は多くあります。なかには、人が自宅に来ることになじめず訪問看護を終了する人もいるでしょう。一方で、リカバリーが進み、対象者がもつ力を存分に発揮できるようになったときに卒業のタイミングは訪れます。精神的安定が継続していることに付け加えて、セルフケアが自立、充足していること、作業所への通所が継続してなされていること、就労したことなど、対象者の状態と状況を照らし合わせて考えていきます。訪問看護を卒業はしたいけれど、どこにもつながるところがないなどの場合には、指定特定相談支援事業所に相談したり、地域活動支援センターに丁寧につないでいったりすることが大切です。

　訪問看護卒業のタイミングは主に主治医や訪問看護師のアセスメントによって行われますが、他の関連機関との意見交換を行い、医療面、福祉面から総合的に判断します。

## ■ 解説

**セルフケア**

　精神看護において対象への生活援助を考えるときに用いる考え方。

　オレム・アンダーウッドの理論が多くの現場で利用されていま

| セルフケア要素 | |
|---|---|
| 1 | 空気・水・食物・(薬) |
| 2 | 排泄 |
| 3 | 個人衛生 |
| 4 | 活動と休息 |
| 5 | 孤独とつきあい |
| 6 | 安全を保つ能力 |

田中美恵子編著：精神看護学―学生-患者のストーリーで綴る実習展開, p43, 医歯薬出版, 2001.

す。セルフケアを六つの項目に分けて観察・アセスメントをしていきます。

**指定特定相談支援事業所**

　障害のある人が自立した日常生活または社会生活を営むことができるように、障害福祉サービス等の利用計画の作成や地域生活への移行に向けた支援（地域移行支援・地域定着支援）を行う事業所のこと。

**地域活動支援センター**

　障害者の日常生活及び社会生活を総合的に支援するための法律（障害者総合支援法）に基づいた「地域生活支援事業」の一つで、創作的活動または生産活動の機会の提供、一般相談等を行っています。

参考文献
○ 田中美恵子編著：精神看護学—学生-患者のストーリーで綴る実習展開, p43〜50, 医歯薬出版, 2001.

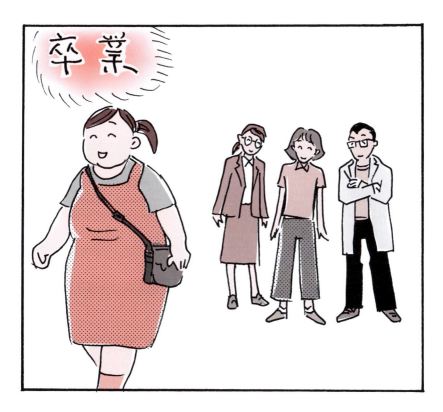

# 27 合併症──糖尿病

**Q** 対象者は50代で統合失調症であり、単身生活をしています。最近の健康診断で、糖尿病と診断されました。対象者はショックを受け内科に通うようになりました。精神科の薬は服薬カレンダーを使い、自分でセットしきちんと飲んでいます。糖尿病の管理をどうしていけばよいでしょうか？

**A** 対象者のショックを受け止め、身体的にも精神的にも安定することが大切であることを確認し、支えていくことが大切です。関係機関とも連携していきましょう。

対象者が服用している精神科薬で糖尿病を悪化させるものがないかを確認し、精神科の主治医にも連絡しましょう。「お薬手帳」を利用した薬の確認も重要になってきます。

食生活について確認し、場合によってはヘルパーによる調理の支援・配食サービスの導入なども検討しましょう。

日中の過ごし方はどうしていますか？ 家で過ごすことが多く、運動の機会が少なければ、日中の行先を考えるなど体を動かす準備を進めていきましょう。

### ■ 解説

糖尿病は精神科疾患の人に多くみられる合併症の一つです。また、抗精神病薬の重大な副作用の一つにも上がっています。病気に対して行うことは他の人と変わりないですが、精神疾患の人には、その症状により食生活が妨げられる場合があります。被毒妄想（食べ物の中に毒などが

混入されている）や陰性症状による行動制限や無為、水中毒などがあげられます。あるいは、症状から来るこだわりで、特定の食事しか食べない、または逆に、特定の食事はできないということもあり、支援が必要ではあっても対象者の拒否等により支援が届かないことがあります。訪問看護の現場においては、対象者の気持ち・症状をきちんと聞きながら、全身状態の観察がとても重要となります。訪問することによってしかみえてこない情報も多くあります。対象者の生活を大切にしながら、関係機関と連携を取り適切な時期に適切な検査・処置を行う支援が必要となります。

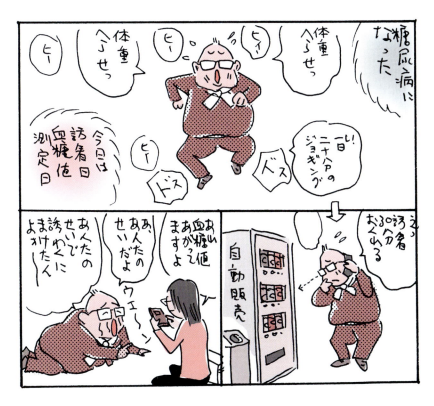

27.合併症——糖尿病

# 28 がん緩和ケア

**Q** 対象者は40代女性で双極性障害であり、単身生活をしています。遠方に両親がおり、関係は良好です。3年前に子宮がんを発症し、全摘手術を受けました。最近になって肺に転移していることがわかり抗がん剤治療を受けることになりました。しかし、対象者が入院中不穏になり（家に帰ってきて聞いたら、自分が実験台にされていると思ったとのことでした）、治療途中で退院となってしまいました。今後の対応をどうしたらよいでしょうか？

**A** まず、対象者のつらさ・不安を理解していくことが大切です。そして、できれば対象者と両親とで医療機関からの丁寧な説明をきちんと受け、さらに、精神科の医師とも相談して今後についての希望を確認していくことが必要になります。

その後は、関係医療機関と連携をとり、治療方針などを共有し対象者の希望に添った形で生活・治療が行われるように支援していくことが大切になります。

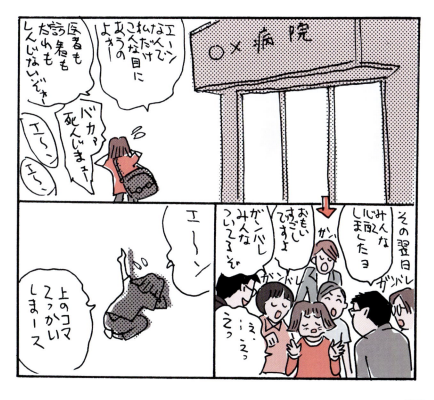

28. がん緩和ケア

# 第3章 実践事例

# 1 統合失調症のケース

## 1 事例紹介

> **対象の概要**：Aさん、50代、男性、統合失調症、姉2人・兄2人（両親は死亡、長姉・次兄と同居）
> 大学卒業後、企業に就職。2～3年後、音楽の仕事がしたくて退社。専門学校に入学。専門学校に通いながらアルバイトなどはしていましたが、卒業後に希望の就職に就けず家業を手伝っていました。

## 2 看護の実際

### 1 ■ 発症時の経過

　卒業し、家業を手伝い始めた頃より生活が不規則になり、家族とも話をしなくなり自室にこもりがちになりました。実母が食事を部屋まで持っていき、食事はしていましたが他の家族とは没交渉です。トイレ以外はほとんど部屋から出ず、入浴もしません。家族は室内の様子もわからなくなってきました。その後自室で大声を上げるようになりました。家族が心配し、B病院に受診し統合失調症と診断され1回目の入院（医療保護）となりました。Aさんは入院に激しく抵抗し、「自分がなぜ入院しなければならないのかわからない」「自分は体調悪くない」と主張し、服薬にも抵抗していました。保護室で過ごしている時にも、大きな声での独語がみられ意思疎通できない状態でした。その後薬により睡眠がとれるようになり、少しずつ意思疎通ができるようになり、担当医・看護師に幻聴体験について話すようになりました。

　半年の入院で退院となり、実家へ戻ることになりました。この時はAさんも家族も元気になったら家業を手伝うという話でした。

退院直後は2週ごとにB病院へ実母が同行しての通院となり、その後4週ごとになりました。その後3〜5年ごとに、怠薬により通院が滞り状態が悪化し入院を繰り返すようになりました。この間は悪化しても実母の説得により、任意入院でした。家での生活は通院以外は、たばこを買いに行くくらいでほとんど外出せず、当初予定していた家業の手伝いもすることなく経過しました。

## 2 ▪ 訪問看護導入

　Aさんが50歳の時に実母が亡くなりました。Aさんは一人で通院するようになりました。半年ほどは実母の亡くなったつらさを抱えながらも生活していました。しかし、徐々に受診の間隔が延び、自室で大声を出し、近所より保健所に苦情が入るようになりました。保健師が家を訪問すると、日中は対象者一人のみが家にいて、同居していた次兄・長姉は仕事に出ていました。Aさんは自室にこもりっきりで家族とも接触がありませんでした。食事は兄弟が用意してくれたものを、Aさんが好きな時に食べている状況で、兄弟もAさんの生活実態がわかっていませんでした。夜間に大声を出すこともあり困ってはいましたが、どうしてよいかわからない状況でした。Aさんは自室に布団を敷きっぱなしで、テレビを24時間つけ続け、時にCDやラジオもつけて聞いていました。掃除はほとんどされていないため、室内は足の踏み場もないほど散らかっていました。入浴もいつしたか不明で、異臭がしていました。Aさんは、自室で一人で大声で独語し、誰かが部屋に入ることを強く拒否しました。無理に入ろうとすると突き飛ばそうとするなど手が出ることもありました。家族と保健所、B病院との話し合いで対象者の入院の必要性が確認され、民間救急を利用しB病院へ医療保護入院となりました。

　入院後、今までになくAさんの状態は悪く意思疎通が取れませんでした。保護室で壁に向かって「うるさい！」「平清盛○○×× ……」など大きな声で怒鳴りまくっていました。時には食事のセットをひっくり返

すこともありました。Ａさんに理由を尋ねると「毒が入っていて、自分を殺そうとしている。おまえもグルか！」と手をあげることもありました。

　１か月ほどで、薬が入り睡眠がとれ、Ａさんが落ち着きを取り戻すと、実母が亡くなった悲しみなどを話すこともありました。

　３か月ほどの入院で体調も安定し、服薬も自分で管理できるようになりました。しかし、退院については兄弟が難色を示し、「今後Ａさんの面倒はみたくない」と強く主張。Ａさんは退院希望が強くなっていきました。この時Ａさんと家族に訪問看護が勧められました。退院前のカンファレンスがもたれ、Ａさん、次兄、主治医、保健師、訪問看護師が集まり退院後の生活を確認しました。訪問看護を受けること、服薬・通院をきちんと行うことが入院を回避する方法であることが話されました。Ａさんは了承し、兄弟は保健所・訪問看護で対象者の健康状況を把握していくことで退院をしぶしぶ了承しました。

## 3 ■ 訪問看護開始

　開始直後は、Ａさんも訪問看護について何をするものなのかわからず、不信感もあったようで「何しに来るんですか？」と尋ねることもありました。それ以外はあまり話すこともなく黙ってテレビを見ていることのほうが多い状況でした。

　この時、訪問看護師は、訪問の目的をＡさんとの関係性・信頼関係を構築することを第一としました。Ａさんの生活環境・生活について知ること、Ａさんに信頼されるように負担をかけないことなどを心がけました。また、Ａさんの関係者（家族も含む）とＡさんの橋渡しをし、皆でＡさんを支えていることを、Ａさんや家族に伝えるようにしました。そして、関係者でＡさんの情報を共有しました。

　訪問の回数を重ねるうちに、家族関係、若い頃好きだったこと（音楽）、交友関係、テレビ番組をつくりたかったことなど話すようになり

ました。また、Aさんが下痢になったり、風邪をひいたときには、あらかじめ主治医に報告し話が通りやすくしていきました。Aさんは先生が自分の体のことを心配してくれていることをうれしそうに話してくれました。市役所から書類などが届くと看護師に見せて、「何のための書類なのか？」「何をどこに書けばよいのか？」など尋ねてくることが増え、手伝いました。

## 4 ■ 状態悪化・再入院

　訪問開始して1年半ほど経った時、風邪が長引き通院が滞ってしまいました。Aさんは薬がなくなることを恐れて、間引いて飲むようになりました（それ以前から朝起きられないときなどは飲まないこともありましたが、何日も続くことはありませんでした）。それに伴い不眠が続き、朝起きられずにさらに受診の間隔があいてしまいました。主治医にはその都度報告はしていましたが、どんどん幻聴が激しくなり、ある日「看護師さん、実は自分は平義経の末裔で清盛から不当な扱いを受けているので、眠れなくなってきている」と話しました。また、「今までも聞こえてはいたが、無視することもできた。しかし、最近は無視することができなくなっている」などと話し、Aさんにとっては幻聴がひどくなったというよりは、幻聴の世界が確信に変わったという感覚のようでした。そのため食事もとれなくなり、買い物もできなくなってきました。Aさんにとってもつらいことですが、どうすることもできなくなってきました。主治医は薬を増やしましたが、不眠は改善されませんでした。Aさんもつらいと言い、家族、保健師、主治医も交えて話をし入院が必要となりました。病院と相談し、入院の日にちを決め保健師と家族が同行する形で入院となりました。今回は以前と違って、Aさんが拒薬したわけでなく、症状はあるものの意思疎通はとれ、Aさんのつらさである睡眠リズムの改善が入院の第一の目標でした。

　入院後、規則的な服薬と生活でAさんの不眠が解消され、数週間で幻

聴も気にならなくなってきたとのことでした。Ａさんは、病院担当者と入院になったきっかけを振り返りました。退院後の生活について、Ａさんと関係者でカンファレンスをもちました。通院・服薬の必要性、訪問看護を入れることについてはＡさんの了解を得られました。今回の入院を機に自閉的な生活を変えるために、日中の過ごし方としてデイケアや福祉サービスの利用が提案されました。しかし、Ａさん、家族ともにピンと来ない様子でした。入院中に見学・体験などを行うことも提案されましたが、Ａさんの退院希望が強く、当初の目的は達せられたことから、退院後に保健師と見学することになりました。今回は、保護室の利用もなく２か月で退院となりました。

　退院後の訪問で、Ａさんに入院した時のことを尋ねると、「眠れないのはつらかった」「平清盛の陰謀がどんどん強くなり、自分を追いつめたと思う」と話し、妄想が全くなくなったわけではありません。しかし、今回のことをきっかけに対象者の幻聴・妄想の内容がはっきりし、Ａさんとも話ができるようになりました。また、Ａさんは、陽性症状があっても自分のつらさをきちんと伝えることができ、関係者もそれを理解しました。入院についても最初は嫌がりましたが、主治医から不眠の治療が目的であること、入院期間についても説明があり、家族からも「これ以上大きな声を出すと、近所から苦情が出て、家で生活できなくなる」と説得されたＡさんは、一応納得しました。このような経過があったことをＡさんと確認し合い、今回の入院までのプロセスを評価しました。今後は薬がきちんと入らないと睡眠障害となり「陰謀も激しくなる」ことから、睡眠時間が６時間を切る日が３日続いたらイエローカードであること、家族はＡさんの体調だけでなく大きな声に対して「近所から苦情が来ること」を心配していること、など話し合いました。

　また、家族からは、今回実母がいなくても、Ａさんが入院を納得したことを評価され、保健所・訪問看護について「入ってもらって助かった」と言われました。

# 3 事例の考察

　統合失調症に限らず、精神科訪問看護の内容と特徴について**表3-1**に示しました。

　統合失調症は陽性症状・陰性症状などさまざまな症状をもち、長い経過をたどる疾患です。病的体験については、周囲にはなかなか理解されませんが、対象者にとっては現実的なことであるということを理解することが大切になります。周囲に理解されず、病気のせいにされてしまうことで対象者は傷つき、そのために病的体験をあまり話さなくなってしまいます。幻聴・妄想とくくって話をするのではなく、対象者にとって何がつらいことなのかを理解しようとする態度が求められると思います。疾患をもつ本人・家族への対応については**表3-2**に示したように、まずは話を聞くことから始め、信頼関係を築くことが第一だと考えます。そして、その人の希望・強みを一緒に見つけ、伴走し続けることが必要になります。Aさんのように時に症状が悪化してしまうこともありますが、あきらめずにピンチの時はチャンスにつながると考えていくことが大切です。Aさんも前回の入院で保健所・訪問看護につながりました。また今回の入院をきっかけに、日中の過ごし方を考えることにつながっていきました。疾患・障害をもった本人・家族は余裕がなく、周囲が「こうしたら楽になるのに」と思うことでも、次々に対応することができない場合があります。だからといってあきらめるのではなく、きっかけを見つけることも求められていると思います。

表3-1 **精神科訪問看護の内容と特徴**

＜特徴＞
・契約の概念導入…断ることができる
・医療処置が中心ではない。さまざまな支援を行うための関係づくり（信頼関係）が重要である。

＜内容＞　リカバリー・ストレングスの視点
・日常生活の維持、生活技能の獲得・拡大
・対人関係の維持・構築
・家族関係の調整・支援
・精神症状の悪化や憎悪を防ぐ
・身体症状の発症や進行を防ぐ
・社会資源の活用
・入院中の患者の退院準備および退院後の生活支援や環境調整を行う

表3-2 **病をもつ人やその家族との接し方**

**話を聞くことの大切さ**
・聞いてくれる人のアドバイスは通りやすい
**ストレスを受けている家族を知る**
・家族をチームの一員に
**一人で抱え込まない**
・外部資源の活用
・痛みわけをしてその都度ストレス解消！

# 2 地域生活の定着が困難な依存症のケース

　DSM-5によれば、薬物依存はアルコール、たばこと同様に物質関連障害および嗜癖性障害群に分類されています。依存症の専門機関においては、集団認知行動療法、個人精神療法、薬物関連精神障害に対する薬物療法などの治療が行われています。しかし薬物は、一度断ち切ったとしてもさまざまな生活上の困難やストレス等により再燃してしまう危険があります。また、同時に複数の依存を抱えている場合もあるため、退院後の生活においても継続したケアが必要になるケースが多くあります。そこで、精神科訪問看護においての薬物依存症の対象者へのケアの展開と地域のかかわりについての1事例を報告します。

## 1 事例紹介

**対象の概要**：Bさん、30代前半の女性、診断名は薬物依存症（シンナー、ブロン、アルコール、覚醒剤等）および解離性障害。その他にもギャンブル依存・買い物依存などのプロセス依存もあり。生活保護を受給し、一人暮らしをしているが金銭的問題があり日常生活自立支援事業での金銭管理を実施（週払い）している。

① 家族：実母がいるが別居。実母は本人の薬物・借金問題に疲弊し距離をとっている。
② キーパーソン：行政の障害福祉課
③ 居住環境：駅からバスで20分のワンルームアパート
④ 職歴：作業所へ通所経験あり
⑤ 精神科入院歴：薬物乱用にて4か所の病院にそれぞれ数回の入院歴あり。その間、暴力、器物破損等を起こしており、出入り禁止になっている病院もある。
⑥ 受診状況：退院時より1回/週の定期受診、臨時受診もあり1～2回/週

## 2 看護の実際

### 1 ■ 退院直後のフォロー体制

　Bさんの退院に当たっては、すべての関連機関が集ってケースカンファレンスを行い、受け入れた体制を整えることから始まりました。関連機関としては病院（主治医、PSW）、障害福祉課、生活福祉課（CW）、日常生活自立支援事業者（金銭管理担当）、訪問看護ステーション（訪問看護師）、生活訓練事業所（精神保健福祉士）です。内容としては、病状やこれまでの経過の報告を受け、退院後の地域生活に向けての話し合いと役割分担（支援計画）を行いました。

　役割分担としては以下の通りです。
① 　金銭管理について：日常生活自立支援事業者、生活福祉課
② 　精神状態や服薬管理、指導について：訪問看護
③ 　生活リズムの確立や生活訓練：生活訓練事業所、訪問看護
④ 　状態悪化時：障害福祉課、病院（主治医・PSW）
⑤ 　薬物依存の治療：病院、PSW（回復支援ワークブック担当）

　訪問看護は、最終入院先から退院後、断薬・断酒の継続、地域生活の定着を目的に退院時より週2〜3回実施しました。

### 2 ■ 導入時のBさんの思いと実際

　当初から「薬物をやめ自立したい」という希望はありましたが、はたからみていてもその気持ちは揺らいでいるように感じました。性格的な部分もあるでしょうが「覚醒剤やりたいよー」「お酒のみたいよー、飲んでもいい？」など、笑いながら発言することもありました。病院の外ではその気になれば手に入るアルコールの誘惑と葛藤していることもあるようでした。

　精神状態としては、薬物の後遺症である幻聴がありました。幻聴がひどいと過量服薬をしたり、解離性発作を起こし救急搬送されるというパ

ターンがしばらく続きました。また、夜間に道で倒れ救急搬送されたり、警察から連絡が入ることも多々ありました。

　日中活動として、生活訓練事業所への通所が退院直後から開始されましたが、通所先でも解離性発作を起こし、倒れたり、壁をなぐって破損させたりするような出来事もありました。そのたびに生活訓練事業所のスタッフや障害福祉課の職員が病院へ同行したり、入院の準備をしたりしていました。退院後、半年程度は解離性発作や幻聴悪化によって２～３日から１～２週間の入院を繰り返していました。

## 3 ■ 看護の実際

　こういった状況のなか、訪問看護師としては依存症のケアを中心に、適切な薬物治療の継続と個人衛生のセルフケア能力の拡大、地域生活においての対人関係能力の拡大を目標にケアを展開してきました。

**覚醒剤・アルコール・買い物等依存**　依存に関しては、Ｂさんは入院中から薬物依存症と治療についての心理教育を受けており、薬物の恐ろしさについて理解は進んでいました。そのため、退院後すぐにはリスクの高い状況ではありませんでした。

　しかし、何かに行き詰まると、覚醒剤・アルコール摂取の希望が出されることは多々ありました。Ｂさんの今までのストレス対処行動は覚醒剤やアルコール摂取でした。訪問時に「覚醒剤やりたいよー」「お酒のみたいよー」と発言した際には、「先生と約束したよね」「やっと離脱症状もクリアして回復してきたのにもったいない。またやり直すの大変だよ」「今まで頑張ってきたのに、ここでやめてしまうのはもったいない」「一緒に頑張っていきましょう」などのやり取りをしました。

　室内の壁に貼っていた「断酒一年！」の張り紙を指差したりして励ましました。「指きりげんまん」の約束も信頼関係が構築されてきたときには、かなり有効な方法でした。

　また、毎回の訪問時にはＢさんができていること（内服、通所、覚醒

剤未使用、断酒等）について積極的に肯定的評価を行いました。病院では通院の際に、PSWと薬物・アルコール依存からの回復支援ワークブックをやっていたので、そのことについての評価をし、どんなことを思いどんなことを書いたのかについて話すこともありました。

　しかし、リスクが高い時ももちろんありました。覚醒剤の後遺症の幻聴で「バイヤーの声で覚醒剤を買えと言われている」と発言したり、実際に道を歩いているとバイヤーらしき人から声をかけられたりすることがありました。そのたびにBさんはフラッシュバックを起こし、入院することもありましたが、覚醒剤後遺症の恐怖を知っているBさんは手を出すことなく乗り切りました。退院後、そのことについて振り返り「よく手を出さなかった」「頑張ったね」など、フィードバックしました。

　また、アルコールへの渇望が止まらず、ノンアルコールビールを購入し飲用した時期もありました。そのままアルコール飲酒へとつながってしまうことも懸念されましたが、訪問時に「お酒は飲まないよね？」「大丈夫だよね？」「心配してるんだよ」とメッセージを明確に伝え続けました。その後、ノンアルコールビール飲用の時期は2〜3か月程度で自然と止まっていきました。後々、Bさんは「危なかったー」とその時のことを振り返っています。

　買い物依存に関しては、なかなか衝動を抑えられずに購入してしまうことがありました。しかし、日常生活自立支援事業での金銭管理が始まってからは、遣えるお金が限られていることもあり、何でも自由に購入するというわけにはいきませんでした。欲しいものをすぐに購入できないことでイライラする場面も多々ありました。生活費に関しては週単位での支給でしたが、もらったその日に洋服やバッグを購入し、食費がないからといって再度支給を要求したりもしていました。買い物に関しては、Bさんのストレス発散方法の一つでもあったため、「絶対そんなことだめだよ」と一概に禁止というわけにもいきません。自分でも同じようなこと（衝動買い）をした経験を語りつつも、友人に借りたり、食

費にまで手を出さないなど、自分の使える範囲内での購入にとどめるよう説明をしていきました。また、購入してしまった行為を責めるのではなく、「私だったらもったいなくて買えない」と看護師自身の意見や「私は今月これを買っちゃったから食費を切り詰めているんだ」「今月遣いすぎで節約中」など、自分の生活とお金の使い方についての話もしていきました。

**服薬**　服薬に関しては、精神状態の安定のためにとかくきちんと薬が飲めるように、当初から服薬カレンダーを使用しました。薬袋には日付を記入し、朝・昼・夕・寝る前とセットをしました。幻聴等で具合が悪くなると過量服薬をすることも時々ありましたが、その際には、主治医や病院当直に連絡をとり指示を仰ぎました。また、できるだけきちんと内服できるように、薬袋に「おはよう♡」「お昼ごはんは何食べた？」「おやすみ、よい夢みてね♡」などメッセージを書き入れました。これは同時にBさんの寂しさや孤独感を和らげる目的もありました。そして、きちんと内服できたときには「きちんと飲めたね」と肯定的評価をしました。

そうはいってもやはり頓服を医師の指示以上に内服してしまったり、飲みすぎてしまうこともしばしばありました。そのときには「何で飲みすぎてしまったのか」や「同じようなことがあったときにはどういう行動をとったらよいのか」など、振り返りと対処行動について一緒に考えました。

**個人衛生・体調コントロール**　Bさんは身体・精神症状においては対処能力が著しく低い人でしたので、一つひとつ丁寧に習得できるようにかかわりました。今までは「おなかが痛い」となると、すぐに救急車を呼んだり、医療券をもらって受診していました。そこで、すぐに行動を起こすのではなく、「なんでおなかが痛いんだろう？」と問いかけ「食べすぎ？　便秘？　月経前？　頭痛薬の飲みすぎ？」などと、原因を一緒に考えました。本人が気がついたうえで「次回は食べすぎないようにし

よう」とか、「お通じが2日なかったら下剤を2錠飲もう」と具体的に話したり、排便パターン、月経周期を記録する、などの対策をとりました。また、頭痛薬は胃部不快症状が出ないような副作用の少ないものを処方してもらえるよう医師に依頼しました。「自分自身の体の不調は何でなんだろう？」というところを自分の生活に当てはめて考え、自分自身で体の調子を整えていくことを時間をかけて説明していきました。

「幻聴」「不眠」「過呼吸」などの精神症状に関しても同様に、いつ、どういうときに起きるのかを一緒に考えました。幻聴は秋口など、寒くなると増強する傾向にあることはBさん自身も気がついていました。Bさんは寒くなってくると、いつ幻聴がひどくなるのかと不安が増強することもありました。そのため、暖かく過ごせる方法（コタツ等）を提案したり、秋が来る前にやれることはやっておくことなどを提案したりしました。不眠や過呼吸は活動と休息のバランスが取れていないときに起こることがわかり、日中活動のバランスをその都度考えて、自分の体調をみながらコントロールしていくことを提案していきました。

**対人関係能力**　また、Bさんは人とのやりとりもうまくできるタイプではありませんでした。買い物依存傾向から、お金はあまり考えないで使うことが多かったので、思い立って洋服を購入し、生活費が不足すると、金銭管理担当者に何度も連絡しお金を引き出そうとすることが何度もありました。毎月支給されるお金（生活保護費）は自分のお金だから自由に使ってよい権利があるというのがBさんの主張でした。何度説明しても都合のよい自己解釈は変わらず、金銭管理担当者とのやり取りのなかで両者はよい関係とはいえない状況になっていきました。生活上の支援のやり取りを通して、周りの支援者の陰性感情を引き出してしまうのがBさんの特徴でもありました。今までもそうやって支援者とうまくいかず、最終的に自暴自棄になり、お酒に手を出したり、生活が破綻してしまったり、当てつけ行動を起こして入院したりするようなことがあったようです。そこで、「バッグがほしいから今度2万円下ろす！」と

連絡するのではなく、「使用しているバッグが壊れてしまったので新しいものを購入したいのです」と伝えるなど、一般的な依頼の方法について具体的に伝えました。行政に連絡を取るときも同様に「頭が痛い、何とかして！」「医療券送って！」ではなく「こういう状況で受診をしたいので医療券を送ってもらえますか？」と連絡すればスムーズにことが運ぶ場合が多いことを伝えていきました。他人へのちょっとした配慮や気遣いを学ぶことが対人関係能力の習得に結びついていきました。

このようなBさんの生活に密接に結びつくことに関しては、生活訓練事業所と連携を取り、こまめに情報共有を行い、ケアの方向性や訪問看護で伝えたことなどについて話し合いました。そして生活訓練事業所でも同様に対応してもらえるようにお願いをしました。

## 4 ■ 現在のBさん

訪問看護導入から2年半の現在のBさんはというと、覚醒剤使用・アルコール摂取はせずに過ごしてきています。買い物に関してもたまには衝動買いをすることもありますが、必要なものが出てきた際には、事前に金銭管理担当者に相談しているようです。しかし、現在も思いどおりにならずイライラすることもあります。持ち物をリサイクル店に売却してこっそり欲しい物を購入することもありましたが、Bさんなりに一度立ち止まり、考えてから行動するようになってきたように感じています。

服薬に関しては、幻聴時などに早め早めに定時薬を内服することはありますが、1週間分まとめて内服するというようなことはなくなりました。不安時の頓服については、幻聴や不安が軽減するまで指示や時間を待たずに何度も内服してしまうこともあります。しかし、そのこと自体もきちんと記録として残して、訪問看護や医師に報告し、自分自身で振り返ることができています。

精神・身体症状も以前よりは軽減しています。時々、「おなか痛い」

「幻聴がひどい」「苦しい」と連絡が来ることもありますが「どうしたらよいんだっけ？」の問いかけに「頓服を飲む」「早めに眠前薬を飲んで寝る」など、自分で答え、その後行動するというようなことができるようになってきました。訪問看護導入時は1週間に何度も意識を失い倒れていた解離症状は徐々に回数が減少し、1年に3，4回程度のみとなっています。

　対人関係に関しては、友人たちとは連絡を取り合い一緒に遊びにいくことも多くなりました。また、支援者へ連絡をする際にも「大変お世話になっております。こういう理由で何々…よろしくお願いします」など、きちんとした大人の対応をすることができるようになってきています。Bさんは今、地域で自分のもつさまざまな症状をコントロールしつつ、一生懸命頑張っています。

## 3 事例の考察

　依存症のケアといっても依存物質を取り入れないようにすることだけが看護の目標ではありません。生活環境を整え、自分でコントロールする力、セルフケア能力を身につけることができなければ、何らかのきっかけで同じことを繰り返してしまう可能性が高いと思います。Bさんにおいても、覚醒剤やアルコールなどを再使用するリスクや生活が破綻するリスクは十分にありました。しかし、そうならなかったのはBさんを取り巻く生活環境全般をきちんと整える方向で病院や地域の関連機関が連携したからにほかなりません。退院前には関連機関すべてが集まり、ケースカンファレンスを行い、機関ごとの役割や地域生活定着のために必要なことを議論したりしました。また、地域生活が始まってからも定期的なケースカンファレンスで情報共有を行ったり、対処方法を相談・統一したりしました。関連機関がチームを組み、それぞれがBさんとの信頼関係を構築してきたこと、長い時間をかけてBさんの地域生活を応

援・支援してきたこと、Ｂさん自身が自暴自棄にならずにその支援を受け続けていることが現在の地域生活を成功させている要因だと思います。

　訪問看護は、他の関連機関よりも対象者にかかわる頻度も時間も多いという特徴があります。そのため信頼関係も構築しやすく、早い時期からＢさんといろいろなことをざっくばらんに話ができる関係になりました。

　Ｂさんのケースに関しては、病状や生活のことについて、一方的に行動を指示するのではなく、「何でなんだろう？」「どうしたらよいだろう？」と一緒に考え「私としてはこういうこともよいと思う」など看護師としての意見や提案もしつつ、最終的な決定は本人がして行動してもらいました。管理された行動は、一時は納得しその場で行えても、後からやらされている感が出たり、反発されたりする場合もあります。そして、何より自己決定力を育むことや体調や生活を、自分自身をコントロールしたりすることはできないと思います。一つひとつのやりとりを通して、Ｂさんは時間をかけて「生活をきちんとする」ということを自分自身を振り返りながら学んでいます。

　このように訪問看護においては信頼関係の構築を基盤に、時には危機的な介入をしながらも普段の生活において、困りごとの対処を一つひとつ行い、セルフケア能力獲得の支援や自己決定の力を育む取り組みが必要であると考えます。そして、その結果、精神症状や身体症状の悪化を未然に防ぐ力を対象者自身が身につけ、地域で安心して生活することができるのだと感じています。

# 3 虐待を主とした多問題家族のケース

　精神科訪問看護では、キーパーソン不在の人や「多問題家族」といわれる世帯、高齢者や子どもの虐待に出会うことがあります。このような事例に出会うたびに、訪問看護師たちは、必ず「本人を取り巻く複雑な環境のなかで、どのように解決していけばよいのかわからない！」と困難事例として取り上げています。

　なぜなら、訪問看護師のかかわりだけでは、すぐに限界がみえ、解決の糸口が見出せず、さまざまな困難のなかで、不全感を残しながら終了になってしまう事例もあるからです。また、訪問看護師が抱え込んで、疲弊しながらも継続している人もいます。

　どちらにしても多問題家族の支援は、訪問看護だけでは限界があり、世帯全体の包括的な支援に取り組むためには、行政との連携や他職種・インフォーマルな人たちとチームで応援していく仕組みが必要です。

　ここでは、精神疾患をもった母親と子どもの事例を取り上げ、考察したいと思います。その人たちの特徴は、行政関係機関（障害福祉課、生活福祉課、保健所等）も対応に困るほど問題が多様化していて、利用者を取り巻く生活環境の問題が複雑で、キーパーソンが不在なことが多くみられます。さらに、地域の関係機関や他職種が多数かかわっていますが、ケアマネジメントを行う職種の不明確さから、チームワークが取りにくいことが多々あります。しかし、生活環境の調整や親の思いを聞くことで、病状が軽減できたり、子育てにも影響したりするなかで、母親は元気を取り戻し、社会資源を使いながら子育てをしていく人たちもいます。

# 1 事例紹介

**対象の概要**：30代女性C子さんは、うつ病（本人は、うつ病と思っているが境界性パーソナリティ障害との診断）、実母（63歳）と子ども2人（10歳女、5歳男）の4人暮らしです。実父はアルコール依存症で、対象者が9歳の時に自殺（縊死）、対象者が第一発見者でした。中学で、いじめが原因で不登校、高校時代は摂食障害で高校中退しています。20歳で結婚、妊娠、出産するも夫の暴力・ギャンブルで次男出産時に離婚しています。22歳でうつ状態となり精神科クリニックを受診し、すぐに中断してしまいました。27歳時に過量服薬で入院しましたが、2週間で自己退院しています。その後も精神状態は改善されず、子育てや実母とのトラブルがあり希死念慮、多量服薬、リストカットが続き、パニックになると子どもをたたいたり、首を絞めたりすることもありました。主治医との関係は良好で、訪問看護には服薬コントロール、生活リズムの改善、子育ての相談などの依頼がありましたが、これまで、関係機関は導入されたことがなかった事例です。

# 2 看護の実際

## 1 ■ C子さんのアセスメント

　初回訪問時は、実母が同席し対象者を抑えて実母が話し始めました。時折、対象者がうなずいたり返答したりしていました。アセスメントの結果、関係機関は主治医のみで通院以外は自宅閉居であり、家事、子育ては実母が行っていました。過食をしては、急激なダイエットをしていますが、嘔吐はありません。夜間に不安が増大し希死念慮を訴え、多量服薬して、日中は入眠状態でいることが多いです。実母や子どもたちに対し、些細なことがきっかけで、キレてしまい暴力をふるうことがありました。PD（パーソナリティ障害）の友人とのメールでやり取りがあり、巻き込まれては落ち込んで、リストカットや多量服薬の原因となっていました。

長女は10歳から不登校で、実母は気が強く、対象者の気持ちを常に訪問看護師に代弁しようとします。

　対象者とのコミュニケーションをとるために、対象者のストレングス（強み、好きなもの）に焦点をあてました。対象者のストレングスは、就労経験（接客業）があり、手先が器用で、子どもたちのことも大好き、暴力についても謝罪ができていました。さらに、料理が得意であることがわかりました。このように、ストレングスアセスメントを行い、対象者へアプローチしていきました。

## 2 ■ C子さんとのかかわり方

### 第1段階：関係づくり、行動化に関しては見守る

　訪問看護の受け入れは良好であるが、適切な距離をゆっくりと取りながらアセスメントしていきます。実母には同席を遠慮してもらい、対象者から生育歴や生活歴、対象者の思いを聞き、セルフケア能力を確認しながら、食事・睡眠・服薬状況を把握していきます。また、自殺企図のリスクも視野に入れ、緊急時の連絡方法の確認をしながら、実母の力量を計ります。また、24時間の電話利用や主治医との連絡方法を共有していきます。

### 第2段階：問題行動振り返りと、ストレス解消策を一緒に考える

　対象者の思いを聞きながら、ストレス、不安、感情を言語化することを促します。過量服薬やリストカット、踏切に入るなどの行動化したときの振り返りを看護師と一緒に行いました。その際に、衝動的に行動しないように「待つことの必要性」をその都度繰り返しアドバイスしていきました。具体的には、行動化したくなったときに、電話をしてもらい5分、10分、30分といった間隔をおきクールダウンしながら冷静になってもらいます。C子さんにとってこのアドバイスは、とても効果的でした。また、クライシスプラン（**図3－1**）を紹介し、精神状態が安定した時に一緒に立てていきました。信頼関係ができると、素直な面がたくさ

### 図3-1　クライシスプラン

_____死にたい_____と思った時に
日付：平成　　年　　月　　日　名前：

| 私の調子が悪くなる前は（サインは） | 不眠・食事が食べられなくなる・外出できない 死にたくなる・薬が欲しくなる |
|---|---|

サインかなと思ったら（@_@）（複数ある場合は枠を作りましょう）

| わたしのすること | 頓服薬を飲む・受診すること・訪問看護に連絡する・ジャズを聴く |
|---|---|
| 周りの人にして欲しいこと | 大丈夫と言ってほしい。 |
| できれば避けたいこと | 入院したくない。母親が不安にならないようにしてほしい。 |

緊急電話番号　080-6562-0000　　その他

んあることがわかり、その都度、ポジティブフィードバックを行っています。衝動的になる状況や場面を一緒に検討し、対処の方法を具体的にその場で、SSTを使って行ってみました。一緒に考えることで、C子さんのモチベーションは上がり、「今度は、この方法で乗り越えてみます！　クライシスプランは、役に立ちます」という言葉を聞くことができました。この頃から、対象者と実母との確執が生じることで子どもたちの不安は増大し、看護師への支援要求は頻回の訴えとなっていきました。毎日、学校問題や経済的な問題などさまざまなことが起きてきました。

家族関係の調整が必要であることは認識していましたが、訪問看護師の限界も感じざるを得ず、どうしたら対象者や子どもたち、そして老いていく実母を支援できるのか苦慮していました。

#### 第3段階：関係機関へつなげる〜応援団を増やしていく

まず、地域の関係機関を探し、子ども家庭支援センターへ相談しまし

た。相談しながら、C子さんの子どもへの行為は「虐待」であることを指摘されました。ともすると看護師は、C子さんの生育歴や生活歴を聞きながらC子さんを理解するところからかかわっていくので、彼女の子どもたちへの行為が「虐待」という言葉とは遠いところにあるようにみえてしまいます。学校問題も、C子さんのストレスになっており、教師と連絡を取り合い無理に授業参観やPTAに出なくともよい体制をとりました。教師からも、不登校の相談があったため、子ども家庭支援センターの精神保健福祉士と話し合いに行きました。長女の担任に母親の病気の理解を求め、長女がいかに母親を支えているかを報告し合いました。

　実母からの相談があり、C子さんや孫たちへの対応をアドバイスしていったものの、実母も抑うつ的になり精神科受診を勧めています。

　実母が家事をできなくなってしまったため、ヘルパーの導入を試みました。ヘルパーとの相性の問題もあり、トラブルになったことがありま

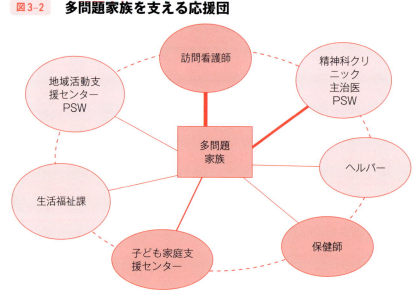

図3-2　**多問題家族を支える応援団**

注：破線は支援者同士の連携を示している。

したが看護師の調整で、週2回を1回に減らし導入することができました。

また、子どもたちは母親が大好きで、C子さんが怒り出すと包丁を隠したり、死にたいといって飛び出す母親を追って行ったり、母親の顔色をうかがいながら甘えたりしているのです。C子さんも、子どもたちのことが大好きで、多量服薬した時に、暴力があることを徐々に認識し、主治医と相談しながら睡眠剤と頓服薬を減らし、訪問看護師も服薬アドヒアランス的対応をしながら24時間電話を使い、頓服薬の服用の仕方をコントロールするようになっていきました。この頃から、日中起きていられるようになり、散歩やウィンドウショッピングなどを勧め、気分転換の実感を得ることができるようになりました。

### 第4段階：C子さんの成長を実母が評価する〜関係の変化が起こる

徐々に元気になったC子さんは、朝起きて子どもたちの朝食をつくるようになり、生活のリズムが徐々にできてきました。体重減少に伴い、おしゃれになり外出が増えてきました。そして、C子さんが「どうしてかしら。死にたくなくなった」と話してくれました。このような変化に、否定的だった実母が、「頑張ったよね。C子の料理が一番おいしいよ」と評価するような言動が多くなりました。さらに、24時間電話の回数も減り、不登校の長女のつらさを共有できるようになっています。精神状態が安定しているため、子どもたちへの暴力行為はほとんどみられなくなりました。

その後、C子さんは、「PCG」（精神疾患をもった母親と子どものグループワーク）に入りますます元気になり、就労への意欲をみせています。

## 3 事例の考察

① 問題解決指向型の看護から発想を転換し、対象者のリカバリーを視

点におきながら、対象者の希望や願望を表現できるようなかかわり方をしていく。→ストレングスアセスメントが有効

② 多問題家族に関しては、まず対象者とかかわることから始め、対象者を軸にした家族関係をアセスメントする。

③ 訪問看護の限界を見極め、信頼関係ができていれば子ども家庭支援センターにつなげていく。その際には、情報提供（対象者に確認したうえで）や同行をする。

④ 服薬調整については、対象者の薬に対する思い（飲み心地、飲み方、回数、量）を聴き、自ら主治医と相談する。時には、代弁することもある。

⑤ 「虐待」という言葉に振り回されず、「なぜ虐待が起きてしまうのか」という視点でかかわり、他機関に情報提供する場合は、対応策も含めてかかわっていく。

⑥ かかわっている関係機関が多いときには、キーパーソンに情報を集中させる。

# 4 糖尿病で服薬・インスリン管理が難しいケース

　糖尿病は罹患すると、長期にわたりコントロールをしていかなくてはならない慢性疾患です。一般の人でも糖尿病をコントロールしていくことは容易ではありません。精神的な障害のある人は、食生活のコントロールが難しいこと、糖尿病に対しての理解が進みにくいこと、食事療法・運動療法・薬物療法を受け入れにくいなどの障壁があります。そのため、精神的な障害のある人はさらに大変な思いをする人がほとんどです。

　そこで、精神科訪問看護において実践した糖尿病のケアと対象者の経過を紹介します。

## 1 事例紹介

**対象の概要**：Dさん、60代前半女性、診断名は統合失調症（無為自閉状態、初発20歳頃）、障害年金・生活保護を受給している。
① 家族：実母、叔父と同居、婚姻暦なし
② キーパーソン：実母（70代後半）
③ 居住環境：駅から徒歩で15分程度の集合住宅
④ 職歴：高校卒業後、菓子店に1年半ほどの勤務歴あり。現在は無職
⑤ 精神科入院歴なし
⑥ 受診状況：精神科は月に1度の受診、内科は1～3か月に一度の受診

**訪問看護導入**：○○年、薬物療法継続への援助、生活リズムの確立、身体合併症の発症・悪化の防止等を目的に訪問看護の導入が図られた。導入時にはすでに糖尿病を発症しており、導入時より、週に2回の訪問看護を実施

## 2 看護の実際

**Dさんの思い**　Dさんは訪問看護導入時から、「薬に頼らずに自力で治したい」という思いが強くあり、精神科薬、内科薬ともにきちんと内服できていない状況にありました。しかし、すぐに服薬指導は行わず、訪問看護スタッフを受け入れ、信頼関係を構築するところから始まりました。まずは訪問看護師を受け入れてもらうことが大切なのです。

　順調に訪問するなかで、徐々にDさんの信頼を得ていき、やっと服薬に対する思いを聞きました。Dさんが薬を飲まないのは「拒薬」ではなく、「薬に頼りたくない」という思いが大きいことがわかりました。それは同時に、統合失調症や糖尿病に対する疾患への理解不足もあることがわかりました。

　そこで、対象者の意思を尊重して、薬に頼らないためにはどのような生活を送ったらよいのかなどを一緒に考え始めました。統合失調症に関しては、症状もあることですから実際に服薬を減らすことは困難だと思います。しかし、実際の日中活動量を増やすことで睡眠の質を上げる、その結果、睡眠薬を減らせる可能性があることなどをDさんと話し合いました。同様に糖尿病に関しても、食事療法をきちんと取り入れることで血糖値がコントロールされ、薬を減らすことができる可能性について話しました。

**食事療法・運動療法の導入**　血糖値のコントロールのための食事療法の説明・運動療法の実施を行いました。食事療法に関しては、定番の「食品交換表」をもっていったこともありましたが、やはり一般的な栄養指導では理解がされにくいこと、また食事を作る人が高齢の実母であることなどから、いわゆる食事療法の実践は難しそうでした。そのため、食品交換表やカロリー計算などは取り入れず、摂取した食事をノートに記載してもらうことから始まりました。訪問時にはまず、食事ノートに記載できたことからDさんにフィードバックします。内容をみると、やは

り炭水化物の摂取がメインで野菜がほとんど摂取できていない状況でした。そこで野菜の効果を説明し、どうやったら取り入れることができるかなどDさんの生活に合った形で具体的に考えました。そして「これならできそう」と言われたことを実践してもらいました。しかし、形になるまでには長い年月を要しました。すぐに食生活の改善ができないところが生活習慣病の怖さでもあります。

運動療法に関しては、訪問時に室内でできる運動を一緒に行ったり、ウォーキングを勧めたりしていました。無為自閉傾向のある人でしたので訪問時以外は動くことは少なく、訪問したときだけが唯一の運動の時間でした。また、できていないことを指摘すると、そのことがプレッシャーになり、過呼吸発作を起こし精神科薬が増えるといった悪循環に陥ることもありました。そのため、Dさんの精神状態をアセスメントしつつ、Dさんのペースに合わせてゆっくり実施していきました。

**教育入院**　そうこうしているうちに糖尿病のデータが悪化していきました。空腹時血糖も500㎎/Hgを超え、糖尿病の教育入院という形で入院しました。病院では徹底した食事療法と薬物療法、インスリンの導入で空腹時血糖は200㎎/Hg程度となり、HbA1cも7％台まで回復しました。病院では退院に向けて、食事指導として宅配の糖尿病食に関する情報提供や居宅でのインスリン自己注射の指導がなされていました。訪問看護としては、指示書をもらっている主治医の病院ではないものの、家族への説明だけでは継続看護がなされないことを懸念して、退院前に身体科主治医、外来看護師とケースカンファレンスをする機会を設けてもらいました。カンファレンスではDさんが実際に居宅でできること、できないことを話し、服薬やインスリン回数等の相談をしました。具体的には、服薬は飲み忘れが多いものの、朝薬は内服できることが多いので内科薬を朝に集中できれば飲み忘れは極力防げること、1日に3回ものインスリン自己注射は難しいこと、糖尿病食の宅配にお金をかけることができない状況であることを説明し、どうしたら治療と生活の折り合い

がつくかを検討しました。

**居宅でのインスリン導入**　退院後、自宅での血糖測定（朝・夕）とインスリンの自己注射（夕1回）が開始されました。血糖測定とインスリンの自己注射はどちらも痛みを伴うものですから、本人にとっては苦痛以外の何ものでもありませんでした。そのため、血糖測定も不定期で、インスリンの自己注射も週に3～4日できればよいほうでした。血糖測定ノートやインスリンチェック表も用いたことがありましたが、実際には打てていないにもかかわらず打ったと記載されていることもありました。そのため、血糖値やインスリンをチェックすることはやめました。取り繕うために嘘を記載することはつらいだろうと考えたためです。退院時にはよくなっていたデータも月日を追うごとに悪くなっていくのが明らかでしたが、これ以上の指導はいたずらにDさんを追い詰めるだけとなると考え、見守りやできていることをフィードバックすることに徹しました。その後は、時々忘れてしまうことはあるものの内科薬に関してはほぼ内服できるようになりました。インスリンも週に4回程度は自己注射することができていました。

　現在、Dさんには「データがこれくらいになったら入院を勧められてもおかしくないよ」と先の見通しについても説明をしています。また、自宅では食事・薬物・運動療法に限界があるため、データが悪くなったら入院し、各々の療法を受け、改善したら自宅に戻るという形態をとりつつ、生活を送っています。今では、「やはり薬はきちんと飲まないとだめだね」や「実は夜中に食べちゃいました、すみません」などの発言が聞かれるようになり、完全とはいかなくても糖尿病の治療や理解は以前よりも進んできています。

# 3 事例の考察

　看護師としては、糖尿病などコントロールできる疾患に関しては、指導を行い疾患をコントロールしていくことが重要視されています。しかし、精神的な障害のある人に対するケアとしては、マニュアル通りに進めることはできません。

　Dさんの糖尿病に関しての思いとしては、今でも「薬は飲まないで治したい」「入院はしたくない」です。もちろん、対象者の意見をすべて尊重するわけにもいきませんが、強制的に何かすることもできません。ただ、対象者の思いのままの生活をしていった結果、どのような状況に陥るかは、ことあるごとに説明していく必要があります。

　また、看護師として思うようにケアが進まないことにジレンマを感じることもあるかと思います。「悪くなることがわかっているのになぜ夜中に間食するのか」「なぜ、インスリンを打たないのか」など、思い悩むこともしばしばです。しかし、私たちはそのことに目を向けるのではなく、精神的障害を抱えながらも対象者が糖尿病とどう付き合っていくことがよいのか、どう生活のなかでコントロールしていくことができるのかを考え、ケアを対象者に合わせて行うことが大切です。また、糖尿病の指導という概念を取り払い、対象者の意思を最大限尊重しながら、看護師としての自分の気持ちに折り合いをつけていくことも大切であると考えます。

**ケア内容のまとめ**
① 対象者の生活状況、精神状態を総合的に判断してケアの方向性を決める。
② 身体科とも積極的に連携をとる。対象者の生活状況や精神状態からできることとできないことを明確に伝える。
③ 現在の状況（服薬しない、インスリンが打てない）が継続した結果、どうなることが予想されるのかの情報提供や見通しを伝える。

④　糖尿病の管理について完璧をめざさない。指導教育をする視点でなく薬物療法や食事療法、運動療法等について、どの程度何ができるのかを一緒に考える。

# 5 連携で成功したケース

　2012（平成24）年に地域相談支援体制において大きな変化がありました。障害分野においては、障害のある人たちに対しても高齢者と同じようにサービス計画を立てる人（相談支援専門員という）がつき、サービス計画を立てることになりました（市町村は、2014（平成26）年度末までに障害福祉サービスを利用しているすべての人に対して、「サービス等利用計画」を立てることが義務づけられています）。また、相談支援専門員は、精神科病院に入院中の人も地域移行支援（障害者支援施設、精神科病院に入所または入院している障がい者を対象に住居の確保その他の地域生活へ移行するための支援を行う）のサービスを利用できるようになったため、入院中から地域生活が安定するまでをトータルでマネジメントすることになっています（図3−3、図3−4）。

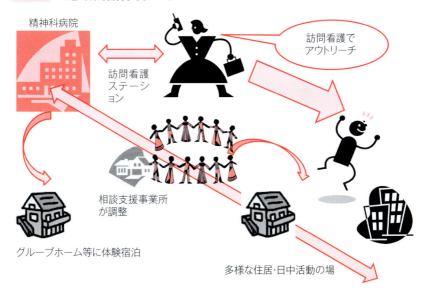

図3−3　地域支援体制って？

## 図3-4　地域相談支援体制の流れ

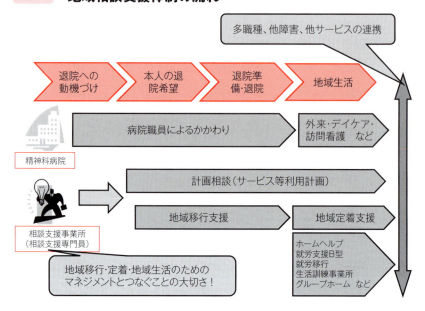

　では、地域支援における連携とはどのようなことをいうのでしょうか。地域では、独立した事業所が対象者の生活・健康を支えています。それぞれの事業所がバラバラに支援するよりも協力・連携していたほうが、対象者の安心につながり、より質の高い生活につながっていきます。そこでのよい連携とは、網の目のように張り巡らされ、対象者の生活をふわっと支えていくというイメージでしょうか。

　今回は、転居した新しい地域における経過のなかで、さまざまなサービスを利用していった人の事例を紹介し、連携について考えていきます。

# 1 事例紹介

**対象の概要**：Eさん、50代、女性
**病名**：双極性障害
**経過**：以下の表を参照

| X年－2年秋 | B県でGHを卒業し、一人暮らし開始 |
|---|---|
| X年－1年春 | B県よりC県へ転居 |
| X年　春<br>　　11月 | 訪問看護スタート<br>娘とのけんかが原因で希死念慮出現。対象者希望で任意入院（1月） |
| X年＋1年5月<br>　　7月<br>　　11月 | 主治医と治療方針を巡って折り合いがつかず、クリニックへ転院<br>生活保護再開<br>ショートステイ利用申し込み |
| X年＋2年2月<br>　　3月<br>　　5月<br>　　7月 | ショートステイ利用開始<br>生活訓練事業利用申し込み<br>地域活動支援センター登録<br>県保健センターのショートステイ利用<br>就労継続支援B型申込み |

　B県で出生し生活していました。30代で発症し入退院を繰り返していたために生活保護受給開始となりました。
　その後グループホーム利用を経て、単身生活を始めた頃に親の遺産が入り生活保護が一旦打ち切られました。その後近隣とのトラブルがあり、長女のいるC県に転居。慣れない地域での生活が始まりました。

# 2 看護の実際

　訪問看護は、Eさんが信頼していた病院ワーカーの紹介で開始されました。この時期はうつ状態が強く、ほとんど家から出られない状態でした（図3－5）。生活のリズムもつかめず、時にはイライラして希死念慮をもつこともありました。入院も一度しましたが、その後クリニックに転院したこともあり入院がしにくくなり、ショートステイを利用しました。この時は、利用申し込みなどについて訪問看護で支援しました。そ

## 図3-5　地域の応援団が増えてくる①

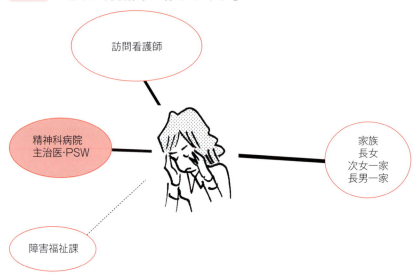

　の後日中を過ごす場所として、生活訓練事業所に通うようになりました。このように、病院以外でも気持ちの切り替えができることを実感したEさんは、少しずつ地域のサービスに目を向け始めるようになっていきました。

　もともと社交性があり、人が好きなEさんは、自ら地域活動支援センター（以下、支援センター）に行き相談し必要な情報を得て見学し、自分の日中の過ごし方を考えていくようになりました。このようななかで、Eさんは朝から活動をすることで、自分の体調や生活リズムをコントロールすることの大切さを実感していきました。

　現在は、Eさんは公私におけるさまざまなサービス・活動を利用し、相談しながら、また人とつながりながら、経験のある調理の仕事をめざしています（図3-6）。Eさんが利用しているサービスもEさん中心ではありますが、家族と医療・訪問看護は必要なときは連絡を取り合い、Eさんの体調が悪いときには長女が対象者に代わって受診することもあ

### 図3-6　地域の応援団が増えてくる②

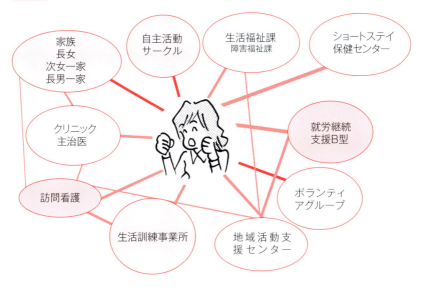

ります。最初は少なかったサービスが増えることにより、支援センターが対象者の支援計画を立て、それに伴い各サービスの情報を支援センターが集約するようになっていきました。

　対象者の意向もあり、プランの共有をする必要性から、サービス事業所は連絡を取り合うようになってきました。もちろん行政も絡んできます。また、支援センターは地域活動にも参加していることから、Eさんのボランティア活動と絡むこともあります。以上のように、Eさんの地域におけるつながりは、多方面・多方向となっています。転居したばかりの時には支援機関も少なく、訪問看護におけるEさんの支援も、必要に応じて他機関への紹介・調整・生活支援なども行っていましたが、現在は体調管理など限定されたものになってきました。Eさんは必要なサービスを自ら選んで相談するようになり、必要に応じて関係機関で連絡を取り合っています。

## 3 事例の考察

　先にも述べましたが、以前に比べて地域におけるサービスは確実に増えてきています。また、その調整をしてくれる人も現れています。しかし、支援者として忘れてはいけないことは、あくまでもそれを使う人が中心であり、サービスを紹介したり、連携していくうえで、その人が使いやすいことが最も大切なことです。サービスが増えたことは喜ばしいことですが、対象者抜きに組まれたサービスはいかに充実したものであっても、結局は支援者の自己満足になってしまいます。対象者の生活する力がついていくことで、結果的に対象者がコントロールできるようになることが本来の姿ではないでしょうか。**図3-6**においても、対象者と各機関とだけのつながりでなく、対象者が中心にいて、それぞれの機関が地域において細くてもつながっていくことが、先につながるサービスをつくることであり地域における力にもなっていくと思います。

　また、精神疾患の人にとって、地域生活を支えるうえで医療は重要な支援機関として位置づけられます。しかし、福祉と医療の連携は必ずしもうまくいっていない現実があります。それは、お互いの現場の状況がわかっていないことや、情報が十分に伝わっていないことが原因であることが多いです。医療機関は、地域での対象者の生活実態がわからず、体調がよくなって退院した人が、生活に疲れて調子を崩し、再入院をするしかない姿を残念に思っていますし、原因がわかりません。地域では、医療についての方針がわからず、突然の入院や退院に戸惑ってしまう場合があります。地域と医療の溝が埋まらないことは、結果的には対象者の不利益になっていました。最近は、双方の連携により入院中から退院を見込んだカンファレンスが開かれ、関係者が集まって入院することになった状況の振り返りや、退院後の生活のシミュレーションができています。また、地域で困ったことがあるときに、医療関係者が出席してくれることが増えてきました。このようなことの積み重ねが、対象者

が調子を崩すことを予防し、入院を防いだり、入院のあり方も変えてきます。医療と福祉の溝が埋まり、風通しがよくなることは、対象者の生活の質を上げることに大きく影響します。

　地域における連携は、短時間ではつくれません。ケースを通じて協働を重ねていき、顔の見える関係を大切にし、地域全体の問題の共有化ができ、解決に向けて取り組んでいくことが、本当の意味での連携だと思います。

第 4 章

資料

# 1 精神科訪問看護指示書

### 図4-1　精神科訪問看護指示書

精神科訪問看護指示書

指示期間（平成　年　月　日～　年　月　日）

| 患者氏名 | | 生年月日 | 明・大・昭・平　年　月　日（　歳） |
|---|---|---|---|
| 患者住所 | 電話（　）　— | 施設名 | |

| 主たる傷病名 | | |
|---|---|---|

| 現在の状況 | 病状・治療状況 | (1)　　　　(2)　　　　(3) |
|---|---|---|
| | 投与中の薬剤の用量・用法 | |
| | 病名告知 | あり　・　なし |
| | 治療の受け入れ | |
| | 複数名訪問の必要性 | あり　・　なし |
| | 短時間訪問の必要性 | あり　・　なし |
| | 日常生活自立度 | 認知症の状況（　Ⅰ　Ⅱa　Ⅱb　Ⅲa　Ⅲb　Ⅳ　M　） |

精神科訪問看護に関する留意事項及び指示事項
1　生活リズムの確立
2　家事能力、社会技能等の獲得
3　対人関係の改善（家族含む）
4　社会資源活用の支援
5　薬物療法継続への援助
6　身体合併症の発症・悪化の防止
7　その他

緊急の連絡先
不在時の対応法

主治医との情報交換の手段

特記すべき留意事項

上記の通り、指定訪問看護の実施を指示いたします。

平成　年　月　日

医療機関名
住　　所
電　　話
（FAX）
医師氏名　　　　　　　印

指定訪問看護ステーション　　　　　　殿

## 図4-2 精神科特別訪問看護指示書・在宅患者訪問点滴注射指示書

精神科特別訪問看護指示書<br>
在宅患者訪問点滴注射指示書

※該当する指示書を○で囲むこと

特別看護指示期間　（平成　　年　　月～　　年　　月　　日）
点滴注射指示期間　（平成　　年　　月～　　年　　月　　日）

| 患者氏名 | 生年月日　明・大・昭・平　　年　　月　　日<br>（　　歳） |
|---|---|

| 病状・主訴： <br><br>一時的に訪問看護が頻回に必要な理由： <br><br> |
|---|

| 留意事項及び指示事項（注：点滴注射薬の相互作用・副作用についての留意点があれば記載してください。）<br>　　（該当する項目に○をつけてください）<br>　　　（複数名訪問の必要性　　あり　・　なし　　理由：　　　　　　　　　　）<br>　　　（短時間訪問の必要性　　あり　・　なし　　理由：　　　　　　　　　　） |
|---|

| 特に観察を要する項目（該当する項目に○をつけてください）<br><br><br> |
|---|

| 点滴注射指示内容（投与薬剤・投与量・投与方法等）<br><br> |
|---|

| 緊急時の連絡先等<br><br> |
|---|

上記の通り、指示いたします。

平成　　年　　月　　日

　　　　　　　　医療機関名
　　　　　　　　電　　話
　　　　　　　　（FAX）
　　　　　　　　医師氏名　　　　　　　　　印

指定訪問看護ステーション　　　　　　殿

# 2 精神障害者保健福祉手帳

## 1 ▪ 概要

　精神障害者保健福祉手帳は、精神保健及び精神障害者福祉に関する法律（精神保健福祉法）第45条に規定されている、一定程度の精神障害の状態にあることを認定するものです。精神障がい者の自立と社会参加の促進を図るため、手帳を持っている人は、さまざまな支援が受けられます。

## 2 ▪ 対象者

　何らかの精神疾患（てんかん、発達障害などを含む）により、長期にわたり日常生活または社会生活への制約がある人が対象です。ただし、知的障害があり、上記の精神疾患がない人については、療育手帳制度が

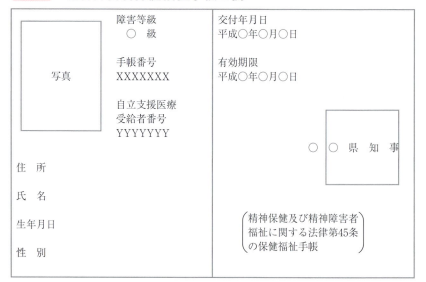

図4-3　**精神障害者保健福祉手帳の例**

あるため手帳の対象とはなりません（ただし、知的障害と精神疾患を両方有する場合は、両方の手帳を受けることができます）。また、手帳を受けるためには、その精神疾患による初診から6か月以上経過していることが必要な要件です。

## 3 ■ 障害等級

精神障害者保健福祉手帳の障害等級は、申請時の診断書等に基づいて審査を行い、以下のように決定されます。

1級：日常生活の用を弁ずることを不能ならしめる程度
2級：日常生活が著しい制限を受けるか、または日常生活に著しい制限を加えることを必要とする程度
3級：日常生活もしくは社会生活が制限を受けるか、日常生活もしくは社会生活に制限を加えることを必要とする程度

## 4 ■ 申請方法

対象者が居住する市区町村の担当窓口に、障害者手帳申請書、診断書（障害者手帳用）、本人の写真等を提出して申請します。更新は2年ごとで、有効期限の3か月前から申請することができます。

## 5 ■ 支援内容

**共通して実施されている支援**

- 税制の優遇措置（所得税、住民税、相続税、贈与税、個人事業税、自動車税、軽自動車税、自動車取得税、障害者控除、配偶者控除、扶養控除など）
- 生活保護の障害者加算（2級以上）
- 駐車禁止規制からの除外措置（1級のみ）

**自治体によって実施されている支援（東京都の例）**

- 東京都精神障害者都営交通乗車証の交付

- 路線バスの運賃半額割引
- 都営住宅の優先入居、使用承継制度および特別減額（特別減額は2級以上）
- 都立公園・都立施設の入場料免除、付設有料駐車場の利用料金免除
- 東京都障害者休養ホーム事業
- 生活福祉資金貸付制度

**民間事業者によって実施されている支援（例）**
- NHKの受信料免除
- 携帯電話料金の割引
- 民間運営交通機関（一部）の割引
- NTT電話番号案内の無料利用（ふれあい案内）

# 3 自立支援医療（精神通院医療）

## 1 ■ 概要

　自立支援医療（精神通院医療）は、精神保健及び精神障害者福祉に関する法律（精神保健福祉法）第5条に規定する統合失調症、精神作用物質による急性中毒、その他の精神疾患（てんかんを含む）を有する者で、通院による精神医療を継続的に要する病状にある者に対し、その通院医療にかかる自立支援医療費の支給を行うもので、平成18年度に創設されました。

　本制度は、精神障害および当該精神障害に起因して生じた病態に対して、病院等に入院しないで行われる通院医療のためのものですが、症状がほとんど消失しているような状態であっても、寛解状態を維持しつつ再発を予防するために、通院治療を継続する必要がある場合も対象になります。

## 2 ■ 利用できる医療機関

　本制度による医療費の軽減が受けられるのは、各都道府県または指定都市が指定した「指定自立支援医療機関」（病院・診療所、薬局、訪問看護ステーション）に限られており、対象者は原則としてそれぞれ1か所のみ指定します。精神科医療機関等の多くは指定自立支援医療機関となっていますが、対象者が現在通院している病院や診療所が指定自立支援医療機関の対象となっているか事前に確認するようにしてください。

## 3 ■ 対象者の自己負担額

　通常であれば対象者は公的医療保険で3割の医療費を負担することになりますが、本制度を利用することで自己負担が1割になります。また、対象者の世帯所得状況に応じて、この1割負担が過大なものとなら

ないように、1か月当たりの負担額には**表4-1**のように上限を設けています。

なお、統合失調症等で治療を長期間にわたり続けなければならない人（本制度では「重度かつ継続」と呼んでいます）は、1か月当たりの負担限度額が軽減されます。「重度かつ継続」とは、①医療保険の「多数該当」の人、②統合失調症、躁うつ病・うつ病、てんかん、認知症等の脳機能障害、薬物関連障害（依存症等）の人、③精神医療に3年以上の経験を有する医師が入院によらない計画的かつ集中的な精神医療が続けて必要であると判断した人です。

また、自治体によっては独自の軽減制度を設けており、**表4-1**よりも負担限度額が軽減されることがありますので、利用者が居住の自治体担当窓口に問い合わせてください。

## 4 ■ 注意点

受給者証は1年ごとに更新が必要で、有効期限の3か月前より更新手

表4-1　**自立支援医療の対象者と自己負担の概要**

（平成26年4月現在）

| 世帯所得状況 | 自己負担 上限月額 |
|---|---|
| 生活保護受給世帯 | 0円 |
| 市区町村民税非課税世帯であって受給者の収入が80万円以下の場合 | 2,500円（これに満たない場合は1割負担） |
| 市区町村民税非課税世帯であって受給者の収入が80万円より上の場合 | 5,000円（これに満たない場合は1割負担） |
| 市区町村民税235,000円未満 | 医療保険の自己負担限度額（これに満たない場合は1割負担）（重度かつ継続の場合は、市区町村民税額に応じて5,000円または10,000円） |
| 市区町村民税235,000円以上 | 医療保険の負担割合が適用されます（重度かつ継続の場合は、20,000円） |

## 図4-4 自立支援医療申請書記載例

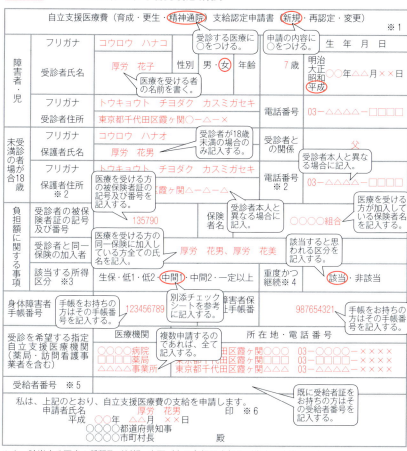

※1 該当する医療の種類及び新規・変更（自己負担限度額及び指定医療機関の変更認定の申請の場合）のいずれかに○をする。
※2 受診者本人と異なる場合に記入。
※3 チェックシートを参照し、該当すると思う区分に○をする。
※4 チェックシートを参照し、該当すると思う区分に○をする。
※5 再認定または変更の方のみ記入。
※6 申請者氏名については、記名押印または自筆による署名のいずれかとすること。

……………………………… ここから下の欄には記入しないでください。 ………………………………

3.自立支援医療（精神通院医療）

続きが可能です。また、住所の変更、医療機関の変更、調剤薬局の変更の際には届出（申請）が必要です。なお、精神疾患治療と無関係な医療費は対象外です。

## 5 ■ 手続き

申請手続きは対象者が居住の市区町村の担当窓口で行います（**図4-4**）。申請に必要なものは自治体により異なる場合がありますので、詳しくは市区町村のホームページや担当課に確認してください。

申請が認められると、「受給者証（自立支援医療受給者証）」が交付されます。交付後は、受給者証を医療機関の窓口に提示してください。

# 4 障害支援区分

## 1 障害支援区分の審査判定基準

　障害支援区分とは「障害者等の障害の多様な特性その他の心身の状態に応じて必要とされる標準的な支援の度合を総合的に示すもの」で、障害者の日常生活及び社会生活を総合的に支援するための法律（障害者総合支援法）に基づく障害福祉サービスを申請する際に必要になります。非該当および区分1～6まであり、区分6が、支援の度合いが最も高い状態であることを示しています（表4-2）。

**表4-2　障害支援区分の定義**

| | |
|---|---|
| 非該当 | 認定調査の結果や医師意見書により確認された「申請者に必要とされる支援の度合い」が、これまでに「非該当」と判定されるケースが最も多い状態像に相当する場合。 |
| 区分1 | 認定調査の結果や医師意見書により確認された「申請者に必要とされる支援の度合い」が、これまでに「区分1」と判定されるケースが最も多い状態像に相当する場合。 |
| 区分2 | 認定調査の結果や医師意見書により確認された「申請者に必要とされる支援の度合い」が、これまでに「区分2」と判定されるケースが最も多い状態像に相当する場合。 |
| 区分3 | 認定調査の結果や医師意見書により確認された「申請者に必要とされる支援の度合い」が、これまでに「区分3」と判定されるケースが最も多い状態像に相当する場合。 |
| 区分4 | 認定調査の結果や医師意見書により確認された「申請者に必要とされる支援の度合い」が、これまでに「区分4」と判定されるケースが最も多い状態像に相当する場合。 |
| 区分5 | 認定調査の結果や医師意見書により確認された「申請者に必要とされる支援の度合い」が、これまでに「区分5」と判定されるケースが最も多い状態像に相当する場合。 |
| 区分6 | 認定調査の結果や医師意見書により確認された「申請者に必要とされる支援の度合い」が、これまでに「区分6」と判定されるケースが最も多い状態像に相当する場合。 |

厚生労働省：障害者総合支援法における障害支援区分認定調査員マニュアル，2014．より

障害支援区分は、透明で公平な支給決定を実現する観点から、①身体障害、知的障害、精神障害、難病等の特性を反映できるよう配慮しつつ、共通の基準とすること、②認定調査員や市町村審査会委員の主観によって左右されにくい客観的な基準とすること、③審査判定プロセスと審査判定に当たっての考慮事項を明確化すること、の3点を基本的な考え方とし、認定調査員は訪問によって概況調査、障害支援区分認定調査（**表4−3**）などの認定調査を行います。

　認定調査結果と医師意見書の一部項目をもとに、コンピュータによる障害支援区分の一次判定が行われ、障害保健福祉施策に詳しいさまざまな分野の委員で構成された市町村審査会によって、二次判定が行われます。ここでは、一次判定の結果を原案として、「特記事項」および「医師意見書（一次判定で評価した項目を除く）」の内容を総合的に勘案した審査判定が行われます。

# 2 障害支援区分の調査項目

**表4-3　障害支援区分の調査項目**

| 1．移動や動作等に関連する項目［12項目］ | | | |
|---|---|---|---|
| 1-1 寝返り | 1-2 起き上がり | 1-3 座位保持 | 1-4 移乗 |
| 1-5 立ち上がり | 1-6 両足での立位保持 | 1-7 片足での立位保持 | 1-8 歩行 |
| 1-9 移動 | 1-10 衣服の着脱 | 1-11 じょくそう | 1-12 えん下 |
| 2．身の回りの世話や日常生活等に関連する項目［16項目］ | | | |
| 2-1 食事 | 2-2 口腔清潔 | 2-3 入浴 | 2-4 排尿 |
| 2-5 排便 | 2-6 健康・栄養管理 | 2-7 薬の管理 | 2-8 金銭の管理 |
| 2-9 電話等の利用 | 2-10 日常の意思決定 | 2-11 危険の認識 | 2-12 調理 |
| 2-13 掃除 | 2-14 洗濯 | 2-15 買い物 | 2-16 交通手段の利用 |
| 3．意思疎通等に関連する項目［6項目］ | | | |
| 3-1 視力 | 3-2 聴力 | 3-3 コミュニケーション | 3-4 説明の理解 |
| 3-5 読み書き | 3-6 感覚過敏・感覚鈍麻 | | |
| 4．行動障害に関連する項目［34項目］ | | | |
| 4-1 被害的・拒否的 | 4-2 作話 | 4-3 感情が不安定 | 4-4 昼夜逆転 |
| 4-5 暴言暴行 | 4-6 同じ話をする | 4-7 大声・奇声を出す | 4-8 支援の拒否 |
| 4-9 徘徊 | 4-10 落ち着きがない | 4-11 外出して戻れない | 4-12 1人で出たがる |
| 4-13 収集癖 | 4-14 物や衣類を壊す | 4-15 不潔行為 | 4-16 異食行動 |
| 4-17 ひどい物忘れ | 4-18 こだわり | 4-19 多動・行動停止 | 4-20 不安定な行動 |
| 4-21 自らを傷つける行為 | 4-22 他人を傷つける行為 | 4-23 不適切な行為 | 4-24 突発的な行動 |
| 4-25 過食・反すう等 | 4-26 そう鬱状態 | 4-27 反復的行動 | 4-28 対人面の不安緊張 |
| 4-29 意欲が乏しい | 4-30 話がまとまらない | 4-31 集中力が続かない | 4-32 自己の過大評価 |
| 4-33 集団への不適応 | 4-34 多飲水・過飲水 | | |
| 5．特別な医療に関連する項目［12項目］ | | | |
| 5-1 点滴の管理 | 5-2 中心静脈栄養 | 5-3 透析 | 5-4 ストーマの処置（人工肛門の処置） |
| 5-5 酸素療法 | 5-6 レスピレーター（人工呼吸器） | 5-7 気管切開の処置 | 5-8 疼痛の看護 |
| 5-9 経管栄養 | 5-10 モニター測定（血圧、心拍、酸素飽和度等） | 5-11 じょくそうの処置 | 5-12 カテーテル |

厚生労働省：障害者総合支援法における障害支援区分認定調査員マニュアル、2014. より

# 5 機能の全体的評定尺度（GAF）

## 1 ■ 概要

　GAF（The Global Assessment of Functioning）は、1962年にルボルスキーによって開発されたサービス利用者に関する機能の全体的な評定をする標準的な方法であり、アメリカ精神医学会（American Psychiatric Association; APA）が発行しているDSM-Ⅳ-TRにおいては診断基準の一つとして用いられていました。最新版であるDSM-5からはその役目をWHODAS（version 2.0）に引き継ぎましたが、非常にシンプルで評定しやすく、現在でも我が国の精神科の診療報酬評価の中に組み込まれています。

　GAF得点は重症度（病気の症状）と機能レベル（社会や職業上で果たす役割）を0～100の数字で評価し、高得点ほど機能が高いことを示しています。GAFは単一の測定値を用いて利用者の臨床的改善を全般的な意味で追跡するのに特に役立ちますが、心理的機能、社会的機能、職業的機能についてのみ点数で表現され、身体的（または環境的）制約による機能の障害は含めません。

## 2 ■ 使用上の留意点

　GAFは基本的に評価時現在のエピソードに対して評価されるべきであるとされていますが、日々の変動を考慮して「評価時現在のGAF評価」とは、過去1週間の機能の最低レベルであると操作的に定義されています。

　また、GAFは10点ごとに「症状の重症度」または「機能レベル」が具体的に提示されており、利用者の状況に該当する範囲にあてはめて点数を出しますが、利用者の「症状の重症度」と「機能レベル」が一致し

## 表4-4　機能の全体的評定尺度（GAF）

### 機能の全体的評定尺度（GAF）

- 精神的健康と病気という1つの仮想的な連続体に沿って、心理的、社会的、職業的機能を考慮せよ。身体的（または環境的）制約による機能の障害を含めないこと。
- コード（注：例えば、45、68、72のように、それが適切ならば、中間の値のコードを用いること）

| 点数 | 機能の全体的評価尺度 |
|---|---|
| 91～100点 | 広範囲の行動にわたって最高に機能しており、生活上の問題で手に負えないものは何もなく、その多数の長所があるために他の人々から求められている。症状は何もない。 |
| 81～90点 | 症状が全くないか、ほんの少しだけ（例：試験前の軽い不安）、すべての面でよい機能で、広範囲の活動にも興味を持ち参加し、社交的にはそつがなく、生活に大体満足し、日々のありふれた問題や心配以上のものはない（例：たまに、家族と口論する）。 |
| 71～80点 | 症状があったとしても、心理的社会的ストレスに対する一過性で予期される反応である（例：家族と口論した後の集中困難）、社会的、職業的または学校の機能にごくわずかな障害以上のものはない（例：学校で一時遅れをとる）。 |
| 61～70点 | いくつかの軽い症状がある（例：抑うつ気分と軽い不眠）、または社会的、職業的もしくは学校の機能に、いくらかの困難がある（例：時にずる休みをしたり、家の金を盗んだりする）が、全般的には機能がかなり良好であって、有意義な対人関係もかなりある。 |
| 51～60点 | 中等度の症状（例：感情が平板的で、会話がまわりくどい、時に、恐怖発作がある）、または社会的、職業的、または学校の機能における中等度の障害（例：友達が少ない、仲間や仕事の同僚との葛藤）。 |
| 41～50点 | 重大な症状（例：自殺の考え、強迫的儀式がひどい、しょっちゅう万引きする）、または社会的、職業的または学校の機能において何か重大な障害（友達がいない、仕事が続かない）。 |
| 31～40点 | 現実検討か意思伝達にいくらかの欠陥（例：会話は時々、非論理的であいまい、または関係性がなくなる）、または仕事や学校、家族関係、判断、思考、または気分など多くの面で粗大な欠陥（例：抑うつ的な男が友人を避け家族を無視し、仕事ができない。子供が年下の子供を殴り、家で反抗的で、学校では勉強ができない）。 |
| 21～30点 | 行動は妄想や幻覚に相当影響されている、または意思伝達や判断に粗大な欠陥がある（例：時々、破裂、ひどく不適切にふるまう、自殺の考えにとらわれている）、またはほとんどすべての面で機能することができない（例：一日中、床についている、仕事も家庭も友達もない）。 |
| 11～20点 | 自己または他者を傷つける危険がかなりあるか（例：死をはっきり予期することなしに自殺企図、しばしば暴力的、躁病性興奮）、または時には最低限の身辺の清潔維持ができない（例：大便を塗りたくる）、または意思伝達に粗大な欠陥（例：ひどい破裂か無言症）。 |
| 1～10点 | 自己または他者をひどく傷つける危険が続いている（例：何度も暴力を振るう）、または最低限の身辺の清潔維持が持続的に不可能、または死をはっきり予測した重大な自殺行為。 |
| 0点 | 情報不十分。 |

GAF得点　　　点

ていない場合は、最終的に両者のうち悪いほうを反映しなくてはなりません。例えば、自分自身に対して著しく危険であること以外はよく機能しているという人であれば、そのGAF評価は20より下になりますし、心理的症状は少ないが機能は著しく障害されている人（例：ほかに精神症状はないが物質使用への過度のとらわれから仕事や友人を失った人）であれば、そのGAF得点は40かそれ以下になります。

# 索　引

## あ

|  |  |
|---|---|
| アウトリーチ | 003, 142 |
| 悪性症候群 | 053 |
| アルコール依存 | 082, 216 |
| アルコール依存症治療薬 | 045, 051 |
| アルコール使用障害 | 023 |
| 依存傾向 | 080 |
| 依存症 | 023 |
| イレウス | 103 |
| 違和感 | 170 |
| 因果関係 | 111 |
| インスリン | 105 |
| インスリン自己注射 | 231 |
| 陰性症状 | 060, 160 |
| うつ状態 | 014, 063 |
| 運動療法 | 107, 231 |

## か

|  |  |
|---|---|
| 外傷体験 | 021 |
| 回復 | 005 |
| 買い物依存 | 216 |
| 学習障害 | 029 |
| 過食傾向 | 088 |
| 家族 | 025, 090, 148, 154 |
| 家族介入 | 123 |
| 家族関係 | 194 |
| 家族ケア | 120 |
| 家族契約 | 121 |
| 家族支援 | 109, 120 |
| 家族システム | 110 |
| 家族役割 | 118 |
| 家族療法 | 118 |
| 過鎮静 | 162 |
| 合併症 | 024, 200 |
| 顆粒球減少症 | 055 |
| がん | 092 |
| がん緩和ケア | 202 |
| 環境 | 072 |
| 感情鈍麻 | 012 |
| 感情表出 | 114 |
| カンファレンス | 208, 214 |
| キーパーソン | 140, 222 |
| 希死念慮 | 152 |
| 偽相互性 | 117 |
| 喫煙習慣 | 100 |
| 気分安定薬 | 042, 047, 056 |
| 気分障害 | 014 |
| 虐待 | 226 |
| 教育入院 | 231 |
| 共依存 | 082 |
| 境界性パーソナリティ障害 | 020, 075 |
| 行政 | 138, 184 |
| 協働 | 009, 146 |
| 強迫性障害 | 150 |
| 拒食傾向 | 087 |
| 拒否 | 178 |
| 拒薬 | 166 |
| 緊急訪問対応 | 137 |
| 金銭管理 | 218 |
| クライシスプラン | 174, 224 |
| 軽躁状態 | 015 |
| 契約 | 135 |
| 契約締結 | 136 |
| 契約面接 | 135 |
| 幻覚 | 058 |
| 幻聴 | 012, 158, 209 |
| 高 EE | 114, 149 |
| 抗うつ薬 | 041, 047, 055, 067 |
| 高次脳機能障害 | 035 |
| 抗精神病薬 | 038, 040, 046 |
| 向精神薬 | 038 |
| 抗てんかん薬 | 047 |
| 抗認知症薬 | 044, 051 |
| 抗不安薬 | 042, 048, 056 |
| 高プロラクチン血症 | 053, 101 |
| こき下ろし | 020 |
| 呼吸不全 | 092 |
| 告知 | 171 |
| 個人情報 | 136, 182 |
| コミュニケーション | 116, 188 |

## さ

|  |  |
|---|---|
| サービス等利用計画 | 009 |
| 再発 | 012, 091 |
| 自殺 | 066 |
| 自傷 | 022, 079 |
| システムとしての家族 | 109 |
| 持続効果注射剤 | 041 |
| 自閉症スペクトラム障害 | 029 |
| 社会心理的療法 | 013 |
| 終了 | 198 |
| 主治医 | 180, 182 |

| | | | | |
|---|---|---|---|---|
| 障害支援区分 | 253 | 対人依存 | 080 | |
| 衝動性 | 077 | 対人関係 | 192, 196, 218 | |
| 衝動的行為 | 021 | 対人恐怖 | 192 | |
| 情報共有 | 180 | 対人操作 | 022 | |
| 食事療法 | 107, 230 | 怠薬 | 166 | |
| 食生活 | 097 | 多飲症 | 084 | |
| 自立支援医療 | 008, 249 | 他害 | 079 | |
| 神経性大食症 | 026 | 多職種 | 009, 142 | |
| 神経性無食欲症 | 026 | 多問題家族 | 140, 222 | |
| 身体科主治医 | 182 | 地域移行支援 | 131, 235 | |
| 身体活動 | 098 | 地域医療計画 | 002 | |
| 身体合併症 | 092 | 地域精神保健 | 003 | |
| 診断 | 170 | 地域相談支援 | 235 | |
| 腎不全 | 092 | 注意欠陥・多動性障害 | 029 | |
| 心理教育 | 115 | 低 EE | 114 | |
| 心理社会的治療 | 068 | 定型抗精神病薬 | 040, 046 | |
| 心理的要因 | 026 | てんかん | 032 | |
| 心理療法 | 022 | てんかん発作 | 032 | |
| 錐体外路症状 | 054 | 電話 | 150, 152 | |
| 睡眠薬 | 043, 049, 056 | 統合失調症 | 011, 206 | |
| ストレングスモデル | 004 | 糖尿病 | 105, 200, 229 | |
| スリップ | 083 | 頭部外傷 | 035 | |
| 性機能障害 | 102 | トライアングルケア | 121 | |
| 精神科医療 | 002 | | | |
| ──の歴史 | 002 | **な** | | |
| 精神科主治医 | 180 | 二重拘束 | 117 | |
| 精神科訪問看護 | 007, 138 | 日常生活動作 | 059 | |
| 精神科訪問看護指示書 | 244 | 入院 | 139, 174, 207 | |
| 精神科リエゾン | 094 | 脳外傷 | 035 | |
| 精神刺激薬 | 045, 051 | 脳血管障害 | 035 | |
| 精神障害者保健福祉手帳 | 246 | | | |
| 精神通院医療 | 249 | **は** | | |
| 精神保健福祉士 | 186 | パーキンソニズム | 104 | |
| 世代間連鎖 | 082 | パーキンソン病治療薬 | 044, 050 | |
| 摂食障害 | 026, 091 | パーソナリティ障害 | 020 | |
| セルフケア | 068, 198 | 発達障害 | 029 | |
| 双極性障害 | 016 | 発達障害者支援センター | 031 | |
| 相互関係性 | 111 | パニック発作 | 018, 070 | |
| 操作性 | 075 | ひきこもり | 160 | |
| 躁状態 | 015, 063 | 非定型抗精神病薬 | 040, 046 | |
| 相談支援事業者 | 009 | 病院ワーカー | 186, 237 | |
| | | 病気の理解 | 176 | |
| **た** | | 病識 | 177 | |
| 退院後生活環境相談員 | 131 | 病状悪化 | 156 | |
| 退院支援 | 131 | 病的不安 | 017 | |
| 退院支援相談員 | 131 | 不安 | 017, 070 | |
| 退院前訪問看護 | 127 | 不安障害 | 017 | |
| 退院前訪問指導 | 127 | 副作用 | 038, 052, 162, 164 | |

| | | | |
|---|---|---|---|
| 服薬 | 166, 168, 217, 230 | 薬物依存症 | 213 |
| 不在 | 172 | 薬物治療 | 067 |
| 不整脈 | 052 | 薬物療法 | 013, 021, 025, 038, 164 |
| 物質依存 | 081 | 陽性症状 | 158 |
| 不定愁訴 | 190 | 抑うつ障害群 | 015 |
| 訪問看護ステーション | 007, 127 | | |
| 訪問看護卒業 | 198 | | |
| ボーダーラインシフト | 076 | **ら** | |
| 保健師 | 009, 184 | リカバリー | 005, 144 |
| 保健所 | 207 | 理想化 | 020 |
| | | リミットセッティング | 076 |
| **ま** | | 両価性 | 012 |
| 麻痺性イレウス | 052 | 連携 | 138, 180, 182, 235 |
| 水中毒 | 084 | | |
| 見捨てられ不安 | 020 | **欧文** | |
| メタボリックシンドローム | 095 | ACT | 142 |
| 妄想 | 012, 058, 158 | EE | 114 |
| 問題解決モデル | 004 | GAF | 256 |
| | | high EE | 114 |
| **や** | | low EE | 114 |
| 薬物依存 | 082 | PSW | 186 |

# 監修・編集・執筆者一覧

## ■ 監修
公益財団法人日本訪問看護財団

## ■ 編集
**萱間真美**（かやま・まみ）——————————————— 第1章1
聖路加国際大学看護学部教授

**寺田悦子**（てらだ・えつこ）——————— 第1章7，第2章1,5～7,24，第3章3
NPO法人多摩在宅支援センター円理事長

## ■ 執筆（執筆順）
**渡邊碧**（わたなべ・みどり）——————————— 第1章2-1,4-7-1,4
上智大学総合人間科学部看護学科

**大橋明子**（おおはし・あきこ）————————————————— 第1章2-2,3
聖路加国際大学看護学部看護学科

**木戸芳史**（きど・よしふみ）————————————— 第1章2-4,5，第4章
東京大学大学院医学系研究科博士後期課程

**村方多鶴子**（むらかた・たづこ）————————————————— 第1章2-6,9
聖路加国際大学大学院看護学研究科

**関本朋子**（せきもと・ともこ）————————————————— 第1章2-7,8
聖路加国際大学大学院看護学研究科博士後期課程

**角田秋**（つのだ・あき）————————————————————— 第1章3-1,3
聖路加国際大学看護学部看護学科

**佐藤鏡**（さとう・かがみ）————————————————— 第1章3-2,4-7-3
聖路加国際大学看護学部看護学科

**原田尚子**（はらだ・なおこ）————————————————— 第1章4-1,6
上智大学総合人間科学部看護学科

**林亜希子**（はやし・あきこ）————————————————— 第1章4-2,3
覚王山メンタルクリニック

**廣川聖子**（ひろかわ・せいこ）————————————————— 第1章4-4,5
首都大学東京健康福祉学部看護学科

**清水惠子**（しみず・けいこ）————————————————— 第1章4-7-2,5
山梨県立大学看護学部看護学科

田上美千佳（たのうえ・みちか）――――――――――――――― 第1章5-1, 2
東京医科歯科大学大学院保健衛生学研究科

小髙恵実（こだか・めぐみ）――――――――――――――― 第1章5-3
上智大学総合人間科学部看護学科

大熊恵子（おおくま・けいこ）―――――――――――――― 第1章6-1, 2
宮城大学看護学部看護学科

増子徳幸（ましこ・のりゆき）――――――――――――――― 第1章6-3, 8
一般社団法人てとてリンクよこはま訪問看護ステーション

中嶋康子（なかじま・やすこ）―――――― 第2章2～4, 21, 22, 27, 28, 第3章1, 5
NPO法人多摩在宅支援センター円

原子英樹（はらこ・ひでき）―――――――――― 第2章8～12, 14, 15, 25
NPO法人多摩在宅支援センター円訪問看護ステーション元

佐野澄子（さの・すみこ）―――――――――――――――― 第2章13, 16, 23
NPO法人多摩在宅支援センター円訪問看護ステーション円

田嶋佐知子（たじま・さちこ）―――――――― 第2章17～20, 26, 第3章2, 4
NPO法人多摩在宅支援センター円訪問看護ステーション元

（所属は第1刷発行時）

**Q&Aと事例でわかる訪問看護**
**精神科訪問看護**

2015年5月1日　初　版　発　行
2021年10月10日　初版第5刷発行

監修…………公益財団法人日本訪問看護財団
編著…………萱間真美／寺田悦子

発行者………荘村明彦
発行所………中央法規出版株式会社
　　　　　　　〒110-0016　東京都台東区台東3-29-1 中央法規ビル
　　　　　　　営　　業　　　　TEL03-3834-5817　FAX03-3837-8037
　　　　　　　取次・書店担当　TEL03-3834-5815　FAX03-3837-8035
　　　　　　　https://www.chuohoki.co.jp/

印刷・製本…株式会社アルキャスト
装幀デザイン……上村浩二
本文デザイン……荒井雅美（トモエキコウ）

ISBN 978-4-8058-5150-0
定価はカバーに表示してあります。
落丁本・乱丁本はお取り替えいたします。

本書のコピー、スキャン、デジタル化等の無断複製は、著作権法上での例外を除き禁じられています。また、本書を代行業者等の第三者に依頼してコピー、スキャン、デジタル化することは、たとえ個人や家庭内での利用であっても著作権法違反です。

本書の内容に関するご質問については、下記URLから「お問い合わせフォーム」にご入力いただきますようお願いいたします。
https://www.chuohoki.co.jp/contact/